NEW MEDICAL FRONTIERS, Inc.

>>><<<

BUCH
NATÜRLICHER
GESUNDHEIT

Quelle eines langen Lebens

Band 1

50 Kapitel mit exakten wissenschaftlichen Nachweisen

Dr. Mark Fritz, N.M.D, PhD

Naturmedizinischer Sachverständiger

Die Erstausgabe dieses naturmedizinischen Ratgebers
erfolgte in englischer Sprache
mit dem Titel

BOOK of NATURAL HEALTH, Vol 1

(ISBN: 9781797049977)

...und wurde auf vielfachen Wunsch
ins Deutsche übersetzt

Herausgeber der Ratgeber ist New Medical Frontiers, Inc., Informations-und
Dokumentationszentrum für Forschung im Bereich der Naturmedizin

>>><<<

DISCLAIMER/Haftungsausschluss

Alle Angaben in diesem Ratgeber dienen ausschließlich der persönlichen Information des Lesers und sind nicht dazu bestimmt, den Rat Ihres Arztes hinsichtlich Diagnose, Behandlung oder Verhinderung eines gesundheitlichen Problems zu ersetzen.

Jeder Metabolismus ist anders. Was einem hilft, kann einem anderen schaden. Dies gilt insbesondere auch für Dosierungsempfehlungen. Beraten Sie sich mit Ihrem Arzt, um die für Sie persönlich und individuell sicherste und effektivste Behandlung zu finden. In diesem Sinne sind alle Informationen in diesem Buch keine Anleitung für eine Therapie.

Der Inhalt und alle Aussagen in diesem Buch sind nicht dazu bestimmt jegliche Art von Leiden, Befinden oder Krankheit zu diagnostizieren, therapieren, heilen oder zu verhindern.

Dr. Mark Fritz und/oder New Medical Frontiers, Inc. übernehmen keine Verantwortung welcher Art auch immer für den Gebrauch oder Missbrauch der Inhalte dieses Buches. Dies gilt insbesondere für zitierte Aussagen Dritter und alle angeführten Forschungsergebnisse. Es wird keine Garantie, welcher Art auch immer – explizit oder implizit – in Bezug auf die Informationen in diesem Buch und zitierte Aussagen Dritter gegeben. Es wird keinerlei Haftung für Schäden jedweder Art übernommen.

Jeder Leser ist selbst für die Nutzung der Inhalte, die Verwendung von Heilkräutern und deren Dosierung verantwortlich. Es sollte immer vorab fachlich kompetenter Rat eingeholt werden, der die jeweilige persönliche Situation berücksichtigt.

EINFÜHRUNG

Unser Globus, die *Erde,* ist ein perfekt organisiertes und streng auf Naturgesetzen beruhendes biologisch-ökologisches System. Das gleiche gilt für jedes Lebewesen auf diesem Planeten – Pflanze, Tier und Mensch.

Dies bedeutet, dass nicht nur volle Lebenserwartung möglich ist, sondern vor allem die Wahrung unserer Gesundheit. Allerdings nicht mit synthetisch-pharmazeutischen Medikamenten, welche nur die Symptome von Krankheiten unterdrücken können – nicht jedoch heilen.

Tatsächlich kann nur das natürliche Immunsystem und die Selbstheilungskraft unseres Körpers Gesundheit intakt halten – im Einklang mit den Gesetzen der Natur. Unter besonderer Berücksichtigung medizinischer *Heilkräuter,* welche – in dieser Eigenschaft – seit Jahrtausenden auf unserem Globus bekannt sind.

Ein Wissen, welches auch bereits vor 2000 Jahren in der Bibel dokumentiert ist, seit die 3 Weisen aus dem Morgenland zu Jesus' Geburt 3 Geschenke überbrachten: alles Heilkräuter, deren Wirkung heute von der globalen Naturmedizin wissenschaftlich bestätigt ist.

Dennoch herrscht lt. einer kürzlich internationalen Studie der internationalen medizinischen Fachzeitschrift *Drug & Therapeutics Bulletin* bei 97 % der niedergelassenen Ärzte und Apotheker – nach deren eigenem Eingeständnis - kein ausreichendes Wissen über medizinische Heilkräuter. (Weil nicht Teil ihrer akademischen Ausbildung.)

Um einen Beitrag zu leisten, diese Lücke zu schließen, wurde dieses Buch verfasst. Für mehr als 140 Gesundheitsprobleme – mit wissenschaftlich bestätigten Antworten durch mehr als 200 international angesehene Universitäten und Forschungsanstalten. (Siehe ‚Referenzen')

Dr. Mark Fritz, NMD, PhD ist Präsident von

New Medical Frontiers, Inc.
ein führendes Dokumentations- und Informationszentrum im Bereich der globalen Naturmedizin, darauf spezialisiert, Sie individuell nach neuester internationaler naturwissenschaftlicher Forschung zu beraten.
Dazu kontaktieren Sie bitte

WWW.MEDIZINWISSENSCHAFT.COM

INHALT

Statt eines eigenen

VORWORTES

„Der Arzt der Zukunft wird keine Medikamente verschreiben, sondern seine Patienten für die richtige Ernährung sowie die Ursache und Vermeidung von Krankheiten interessieren."

Thomas Alva Edison

Amerikas ergiebigster Erfinder aller Zeiten

1.GEHEIMNIS DER GESUNDHEIT

PROBLEMSTELLUNG

Im Sinne der Schöpfung unseres Planeten *Erde* und sämtlicher darauf befindlichen Lebewesen, beruht die Wahrung und Wiedergewinnung unserer Gesundheit bzw. Langlebigkeit auf Naturgesetzen – und somit auch strikt auf *natürlichen* Therapien.

Scheinbar schizophrener weise jedoch – so die Statistik der Welt-Gesundheits-Organisation WHO – sind 86 % der nicht altersbedingten Todesfälle und 77 % aller Krankheiten generell eine Folge von rd. 1800 – vermeidbaren – *chronischen* Krankheiten. Herzversagen, Krebs und Diabetes an der Spitze.

Um diesen Widerspruch zu verstehen, ein historischer Blick zurück zu ‚Adam und Eva':

- Unser Planet Erde ist ein streng von Naturgesetzen abhängiges Ökosystem.
- Daher sind auch sämtliche Lebewesen auf diesem Planeten – der Mensch keine Ausnahme – *Ökosysteme* beruhend auf den gleichen Naturgesetzen.

Bestärkt durch 2 Tatsachen:

- Der Mensch betrat bereits vor 2 ½ Millionen Jahren den Erdball, synthetisch-chemische Medikamente gibt es jedoch erst seit rd. 100 Jahren, zu denen von den heute rd. 7 Milliarden Menschen weniger als 1 Milliarde überhaupt Zugang haben.
- Die Tiere in freier Wildbahn leben ohne dieser ‚modernen' Medizin gesund bei voller Lebenserwartung im Einklang mit der Natur.

Dies impliziert, dass kein synthetisch-chemisches Medikament je eine Krankheit heilen kann. Dies vermag ausschließlich unser eigener Körper mit Hilfe seines natürlichen Immunsystems bzw. seiner streng natürlichen Selbstheilungskraft.

Vorausgesetzt, er wird von uns mit den entsprechenden natürlichen Mitteln unterstützt. Unter besonderer Berücksichtigung jener Heilkräuter, welche seit Menschengedenken auf diesem Planeten bekannt und genutzt sind.

Wie allerdings eine kürzliche große Studie der bekannten internationalen medizinischen Fachzeitschrift *Drug and Therapeutics Bulletin (DTB)* zeigte, fehlt 97 % der Ärzte und Apotheker das entsprechende Wissen nach deren eigener Beurteilung (weil nicht Teil ihrer Ausbildung).

Nicht nur das. Chemisch pharmazeutische Medikamente können – statt zu heilen – nur die Krankheits-*Symptome unterdrücken*. Vielfach verbunden mit erheblichen Nebenwirkungen, welche – so der Teufelskreis – neue/weitere Krankheiten hervorrufen.

Siehe als Beispiel Diabetes. Das am häufigsten gegen Diabetes verschriebene Medikament hat nach Angabe des Herstellers – ein namhafter Pharmakonzern – nicht weniger als 80 (!) Nebenwirkungen. Ohne die Krankheit selbst zu heilen.

WEG AUS DEM TEUFELSKREIS?

Ja, es gibt einen Weg aus diesem Teufelskreis. Seit der Mensch vor 2 ½ Millionen Jahren den Erdball betreten hat.

Dokumentiert bereits in der Heiligen Schrift, als die 3 Weisen aus dem Morgenland zu Jesus' Geburt 3 Geschenke überbrachten: alles heute wissenschaftlich bestätigte Heilkräuter.

Man blicke dazu auch in den Regenwald, der (nur) 6 % der Erdoberfläche bedeckt. Jedoch 25 % aller heute verwendeten Heilkräuter birgt. Einschließlich 70 % jener Heilkräuter, welche nach Erkenntnis des US-amerikanischen *National Cancer Institute* erfolgreich gegen Krebs eingesetzt werden können. Deshalb auch wird der Regenwald im Volksmund als ‚die größte Naturapotheke der Welt' bezeichnet.

Siehe dazu auch das Buch

Krebstherapie & Naturmedizin
(Autor Dr. Mark Fritz, ISBN: 0692854584)

in welchem mehr als 200 natürliche Heilmittel und -methoden gegen die Nebenwirkungen von Chemo- und Strahlentherapie genannt werden. Sämtlich durch mehr als 400 internationale medizinische Universitäten wissenschaftliche bestätigt und im Buch alphabetisch unter ‚Referenzen' aufgelistet.

SCHLUSSFOLGERUNG

Die Tatsache würdigend, dass die Erschaffung der Erde und sämtlicher auf ihr befindlichen Lebewesen strikt auf Naturgesetzen beruht, erklärt, dass auch die Wahrung bzw. Wiedergewinnung unserer Gesundheit von den gleichen Naturgesetzen – und somit von streng *natürlichen* Therapien - abhängig ist.

D.h. chemisch-pharmazeutische Medikamente können nur die Symptome von Krankheiten unterdrücken, die Krankheit selbst jedoch nicht heilen. Dies vermag nur und ausschließlich die Natur(medizin).

2. RETTE DEIN HERZ

PROBLEMSTELLUNG

Herzversagen steht bei den chronischen Krankheiten mit vielfach vorzeitiger Todesfolge an der Spitze.

Beruhend auf der Tatsache, dass unser Herz nicht nur bereits in jungen Jahren Herzmuskelzellen sehr langsam (rd. 1 % pro Jahr) regeneriert, sondern sich dieser biologische Prozess mit zunehmendem Alter noch weiter verlangsamt. Insbesondere bei überwiegend sedativem Lebensstil.

Glücklicherweise ist dieses Schicksal eines Herzversagens weitgehend mit Hilfe der Natur – wissenschaftlich bestätigt - abwendbar. Selbst in Fällen der Rehabilitation nach einem Herzinfarkt.

UNTERSTÜTZUNG DES HERZENS DURCH BEWEGUNG

Gemäß Forschung u.a. an der weltberühmten *Harvard Medical School* in Cambridge und dem *Massachusetts General Hospital* in Boston – beide US-Bundesstaat Massachusetts, gibt es einen natürlichen Weg der Entstehung neuer Herzmuskelzellen. Und zwar durch körperliche Bewegung.

Obwohl diese wissenschaftliche Erkenntnis auf Tierversuchen beruht, ist sie doch richtungsweisend. Indem jene Mäuse, welche sich täglich 5 Kilometer auf einem Laufband bewegten, 4,5 mal mehr Herzmuskelzellen schufen als ihre Artgenossen, die sich nicht oder zu wenig bewegten.

Das gleiche Ergebnis zeigte sich bei Mäusen mit gleicher Laufbandleistung – jedoch nach einem Herzinfarkt.

SCHLUSSFOLGERUNG

Zur Vermeidung eines Herzversagens als Nr. 1 der vielfach vorzeitig zum Tode führenden chronischen Krankheiten hilft körperliche Bewegung (vorzugsweise bei Frischluft) – z.B. mittels Laufband.

3. HOHEN BLUTDRUCK NATÜRLICH SENKEN

PROBLEMSTELLUNG

Exemplarisch für die industrialisierte Welt ist rd. ein Drittel der erwachsenen Bevölkerung von hohem Blutdruck betroffen. Vielfach verbunden mit gravierenden Krankheiten wie u.a. Herzversagen, Schlaganfall und Leberversagen. Gewissermaßen ein *Teufelskreis*.

Allerdings ist Bluthochdruck kein gottgewollter Akt, sondern vom Menschen selbst verursacht – als Konsequenz eines ungesunden Lebensstils.

Deshalb auch kann dieses Problem auf natürliche Weise selbst in kurzer Zeit korrigiert werden. Vorrangig durch gesunde Ernährung und körperliche Bewegung.

Bevor wir nun auf die Vorzüge bestimmter Nährstoffe für eine positive Blutdruckkontrolle eingehen, sollten wir uns kurz mit den Nachteilen bestimmter Nährstoffe befassen.

Z.B. *Salz,* wenn der tägliche Konsum dessen mehr als 4,4 Gramm beträgt – gemäß Forschung u.a. an der *Queen Mary University* in London. Nun zur positiven Seite der Ernährung.

NAHRUNG ZUR KORREKTUR HOHEN BLUTDRUCKS – WISSENSCHAFTLICH BESTÄTIGT

Bananen

Nach Erkenntnis der *American Heart Association (AHA)* sind Bananen wegen ihres hohen Gehalts des Mineralstoffes *Kalium* deshalb zur Reduzierung hohen Blutdrucks hilfreich, weil dies die Blutgefäße unterstützt bzw. hohen Salzgehalt im Körper mindert.
Aus gleichem Grund sind u.a. auch folgende andere kaliumreiche Lebensmittel zur Senkung des Blutdrucks vorteilhaft:

- Tomaten
- Bohnen
- Pilze
- Süßkartoffeln
- Avocados

- Honigmelonen
- Thunfisch

Beeren

Insbesondere Blau- und Erdbeeren vermögen Bluthochdruck aufgrund des darin enthaltenen Flavonoid-Typs *Anthocyanin* um bis zu 8 % zu senken, wenn es z.b. regelmäßig nach Mahlzeiten eingenommen oder Haferflocken und Smoothies zugesetzt wird.

So das umfangreiche Forschungsergebnis u.a. an der *Harvard Medical School,* der *Harvard School of Public Health,* und dem *Brigham & Women's Hospital* – alle angesiedelt in Boston, Massachusetts, USA. Wissenschaftlich ebenso an der *University of East Anglia* in Norwich, Großbritannien, bestätigt.

Ebenso hilft der Verzehr von täglich 3

Kiwis

aufgrund der darin enthaltenen rd. 500 Milligramm *Vitamin C* den Blutdruck zu senken (sowohl systolisch als auch diastolisch) gemäß Forschung u.a. am *Oslo University Hospital* in Norwegens Hauptstadt Oslo.

Auch kann u.a. nach Forschung an der *Sheffield Hallam University* in Sheffield, Großbritannien, der tägliche Konsum eines

Granatapfels

aufgrund der darin enthaltenen Antioxidantien hohen Blutdruck reduzieren.

Ebenso vermögen

Wassermelonen

hohen Blutdruck zu verringern. Indem die darin enthaltene Aminosäure *Citrulin* Stickoxid im Körper produziert, welches Plaque an den Arterienwänden reduziert, wodurch deren Flexibilität erhöht und der Druck auf die Blutgefäße verringert wird.

Nicht nur das, auf diese Weise wird auch das ‚schlechte' LDL Cholesterin reduziert sowie das Körpergewicht besser kontrolliert.

So das Forschungsergebnis u.a. an der *Florida State University* in Tallahassee, USA.

Deshalb ist es empfehlenswert, Wassermelonen in die regelmäßige Ernährung einzubauen.

Auch der tägliche Konsum einer Tasse (250 Milliliter)

Rote Beete

Juice kann hohen Blutdruck reduzieren aufgrund der darin enthaltenen unorganischen Nitrate.

Gemäß Forschung an der *Queen Mary University of London* in Großbritannien.

Ebenso von Vorteil gegen hohen Blutdruck ist der tägliche Konsum von

Grüngemüse

wie u.a.

- Kohl
- Spinat
- Salat
- Fenchel
- Etc.

aufgrund ihres hohen Anteils an *Nitraten*.

Wie ebenfalls u.a. an der *Queen Mary University* in London, Großbritannien, erforscht.

Ein weiteres hilfreiches Gemüse zur Senkung hohen Blutdrucks sind

Linsen

sowie

Erbsen

und

Bohnen

aufgrund deren Gehalts an *Proteinen* und *Ballaststoffen.*

So das Forschungsergebnis u.a. an der *University of Manitoba* in Winnipeg, Canada.

Gleiches gilt für

Knoblauch

Wegen seines Anteils an *Allicin,* welches aufgrund seiner positiv-biologischen Wirkung auf die Blutgefäße beides – den systolischen und diastolischen Blutdruckwert reduziert.

Nicht nur das, indem Knoblauch vielfach auch als Ersatz für Salz verwendet wird, dient er der Gesundheit des Herzens generell.

Wie u.a. an der *University of Kashmir* in Hazratbal, Indien, erforscht wurde.

Auch

Zimt

vermag gemäß Forschung an der *University of Toronto* in Canada, beides – systolischen und diastolischen Blutdruck zu verringern.

Natur-Joghurt

Nach Erkenntnis der *American Heart Association (AHA)* kann fermentiertes Joghurt das Risiko von hohem Blutdruck um 20 % senken. Zumindest beim weiblichen Geschlecht.

Beruhend auf Probiotik, welche auch in anderen fermentierten Lebensmitteln zu finden ist wie u.a.

- Apfelessig
- Miso
- Tempeh
- Kombucha
- Kimchi

Wissenschaftlich bestätigt u.a. an der *University School of Medicine* in Boston, US-Bundesstaat Massachusetts, finanziell unterstützt durch das US-amerikanische National Dairy Council und der *Griffith University* in Australien.

Haferflocken

sind vorteilhaft gegen Bluthochdruck aufgrund ihres Ballaststoffes *beta-glucan,* der nicht nur Cholesterin senkt, sondern auch systolische und diastolische Blutdruckwerte.

So das Forschungsergebnis u.a. an der *University of Leeds* in Großbritannien.

So wie

Gerste

Welche die gleiche Art von Ballaststoff innehat.

Pistazien

können vor allem in Stress-Situationen hohen Blutdruck senken.

Gemäß Forschung u.a. an der *Pennsylvania State University,* der *New York University School of Medicine,* unterstützt durch die *California Pistachio Commission* von Fresno, Kalifornien, und die *American Pistachio Growers.*

Ähnlich das Ergebnis bei Mandeln und anderen Nüssen.

Nicht zu vergessen auf

Dunkle Schokolade

Mit einem *Kakao*-Anteil von mindestens 70 %.

Lt. Forschung u.a. der *University of Adelaide* in Adelaide, Australien.

SCHLUSSFOLGERUNG

Bluthochdruck, an dem rd. ein Drittel der erwachsenen Bevölkerung in der industrialisierten Welt leidet, ist – wie eingangs bereits erwähnt – kein ‚Akt der Schöpfung'.

Vielmehr kann dieses in den meisten Fällen individuell verursachte und scheinbar ‚chronische' Gesundheitsproblem u.a. mit natürlicher Nahrung erfolgreich behandelt werden – wie dieses Kapitel zeigt.

4. HERZTOD VERMEIDEN

PROBLEMSTELLUNG

Nach Statistik der Welt-Gesundheits-Organisation (WHO) entfallen 86 % der nicht altersbedingten Todesfälle und 77 % aller Krankheiten generell auf sogenannte ‚chronische' Krankheiten.

Mit Diabetes an 3., Krebs an 2. und Herzkreislauferkrankungen an 1. Stelle.

In den USA allein sind 6 Millionen Bürger mit Herzinsuffizienz diagnostiziert, wobei mit dem Tod von 3 Millionen innerhalb der nächsten 5 Jahre gerechnet wird. Vermeidbar.

Denn ‚chronisch' bedeutet keineswegs, dass es objektiv keine Heilung gibt. Allerdings ist Heilung nicht mit Hilfe chemisch-pharmazeutischer Medikamente möglich, welche nur die Symptome unterdrücken können. Sondern ausschließlich mit streng natürlichen Heilmitteln und -verfahren.

HERZVERSAGEN AUF NATÜRLICHE WEISE VERHINDERN –
WISSENSCHAFTLICH NACHGEWIESEN

In diesem Sinne können auch bestimmte Natur-Nahrungsmittel aufgrund ihres Reichtums an Vitaminen und Mineral- sowie Ballaststoffen Herzversagen fernhalten – ohne Nebenwirkungen und vorzeitigem Tod.

U.a.

Spinat

als eine exzellente Quelle von Magnesium zur Stärkung des Herzrhythmus und weiterer gesundheitlicher Vorteile.

Auch

Leber

ist für das Herz gesund u.a. aufgrund der enthaltenen Mineralstoffe Kupfer, Zink, Eisen und Chrom, sowie seines Gehalts an Folsäure.

Ebenso haben

Tomaten

viele für ein gesundes Herz wichtige Nährstoffe wie Vitamin C, Kalium, Cholin und Folsäure.

Hülsenfrüchte

wie Linsen, Erbsen und Bohnen mit ihrem reichen Gehalt an u.a. Proteinen, Ballaststoffen und Polyphenolen sind hilfreich zur Verringerung von sogenanntem ‚schlechten' Cholesterin – LDL.

Gleiche cholesterinfreundliche Wirkung wird wissenschaftlich

Brokkoli

zugeschrieben.

Leinsamen

sowie Salbeisamen sind wegen ihres Gehalts an Omega-3 Fettsäuren (insbesondere Alpha-Linolensäure – ALA) ebenfalls eine exzellente Quelle zur Unterstützung des Herzens durch Linderung von LDL-Cholesterin und Triglyceriden.

Wodurch das Risiko von Thrombosen und Herzrhythmusstörung reduziert wird.

Haferflocken

sind eine weitere exzellente Quelle, LDL Cholesterin zu reduzieren.

Nicht zu vergessen auf die vielen Arten von

Nüssen

wie Walnüsse, Haselnüsse, Erdnüsse, Pistazien, Pekannüsse, etc. mit ihrem Gehalt an Mineralstoffen, Vitaminen, Proteinen und Omega-3 Fettsäuren als umfassend exzellente Unterstützung des Herzens.

Auch

Fisch

dank seines hohen Gehalts an Omega-3 Fettsäuren und Proteinen, wodurch ein zu hohes Maß an Herzschlägen sowie das Entstehen von Ablagerungen an den Arterienwänden (Gefäßverkalkung) verringert wird.

Um diesen Effekt zu unterstützen, sollte man auf Empfehlung der *American Heart Association (AHA)* mindestens zweimal pro Woche fetten Fisch (wie Makrele, weißen Thunfisch, Lachs, Forelle, Sardine, Hering, etc.) essen.

Ebenso sind

Beeren

eine sehr gute Quelle an herzfreundlichen Mineralstoffen wie Kalzium und Eisen sowie an Vitaminen A & C, Ballaststoffen und Folsäure.

Grüner Tee

Dieses populäre Getränk vermag nicht nur Cholesterin – und damit das Risiko von Herzkrankheit und Schlaganfall – zu senken, sondern auch hohen Blutdruck.

Ein weiteres herzfreundliches Getränk mit steigender Popularität ist

Rotwein

dank des in roten Weintrauben enthaltenen Polyphenols *Resveratrol. (Vorsicht bei Alkoholsucht)*

Nicht zu vergessen auf

Dunkle Schokolade

zur Vermeidung von Arteriosklerose als Risikofaktor eines Herzinfarkts.

Wissenschaftlich bestätigt u.a. an der *Louisiana State University* in Baton Rouge, US-Bundesstaat Louisiana, der *University of Kentucky* in Lexington, US-Bundesstaat Kentucky, der *Griffin University* in Gold Coast, Australien, and dem *Sinai General Hospital* in Teheran, Iran.

SCHLUSSFOLGERUNG

Jedes Jahr sterben allein in den USA nicht altersbedingt 2 Millionen Bürger an sogenannten ‚chronischen' Krankheiten und 50 % der lebenden erwachsenen Population haben mindestens ein ‚chronisches' Leiden.

Dies erscheint auf den ersten Blick als ‚höhere Gewalt', ist es aber nicht. Vielmehr ist dies die Konsequenz von Therapien gestützt auf synthetische Medikamente und Verfahren anstatt auf Naturgesetze.

Siehe dazu als Beispiel die Antwort der Natur auf Herzversagen mit Hilfe geeigneter Nahrung. Abgerundet durch natürliche Lebensstilfaktoren wie täglich körperliche Bewegung (vorzugsweise in frischer Luft), nicht rauchen und kein Stress.

5. CHOLESTERIN NATÜRLICH MANAGEN

PROBLEMSTELLUNG

Ein hoher Cholesterin-Wert (mit LDL höher als 160 mg/Dl) ist eine vielfach unterschätzte, jedoch lebensgefährliche Situation. Indem sie die Funktion der Blutgefäße und damit die Blutzufuhr zum Herz behindert.

Mit gravierenden Herzkreislauf-Konsequenzen. Wie z.B. Herzversagen, Herzanfall oder Schlaganfall – die Nr. 1 einer langen Liste von chronischen Krankheiten in unserer industrialisierten Welt mit zahlreichen vorzeitigen Todesfällen.

Allerdings ist dies vermeidbar. Denn während Cholesterin – an sich ein wichtiger Baustein unseres Körpers und von diesem im normalen biologischen Rahmen und in ausreichendem Masse als HDL aufgebaut – wird zusätzliches durch tierische Nahrungsmittel in Form von LDL aufgenommen.

Mit anderen Worten, das tatsächliche Problem mit Cholesterin kommt nicht aus dem Körperinneren, sondern von außen – in Form eines veränder- und vermeidbaren Lebensstils.

Obwohl allein in den USA verschreibungspflichtige Medikamente zur Senkung von Cholesterin einen Jahresumsatz von 150 Milliarden Dollar (!) haben, bewegen sich 70 Millionen betroffene U.S.-Bürger mit zu hohem LDL-Cholesterinwert im Kreis – ohne gesundheitliche Lösung bisher.

NATÜRLICHE LÖSUNGEN – WISSENSCHAFTLICH BESTÄTIGT

Nachdem das Blutniveau bei Cholesterin in den meisten Fällen nicht genetisch manifestiert ist, sondern das Ergebnis eines ungesunden Lebensstils, gibt uns die Natur gleichwohl Antworten – kostengünstig und effizient. Mit einfach zu befolgenden Änderungen im Lebensstil, um so das LDL-Cholesterin im Blut entzündungshemmend zu reduzieren. Beruhend auf Forschung der *European Society of Cardiology*.

Gesunde Ernährung

Außer körperlicher Bewegung, Gewichtsabnahme und Rauchen aufgeben, etc., ist eine der wichtigsten Lebensstil-Änderungen zur Bekämpfung von hohem Cholesterin – wenn nicht die wichtigste überhaupt – eine ausgeglichene gesunde Ernährung im Einklang mit den natürlichen Bedürfnissen unseres Körpers selbst. Dies sind lt. Forschung außer Vollkorn wie Haferflocken u.a. auch

Getrocknete Bohnen

wie z.B. rote Bohnen. Mit ihrem hohen Anteil an Pflanzenproteinen und Ballststoffen sowie Mineralien und Vitamin-B-Komplex vermögen diese Cholesterin zu senken. Dies lt. Forschung u.a. am *St. Michael's Hospital* in Toronto, Canada.

Ebenso

Linsen

Wegen ihres hohen Gehalts an Ballaststoffen.

Beruhend auf Forschung u.a. an der *Pennsylvania State University* und der *University of South Australia* in Adelaide.

Auch

Olivenöl

als Quelle einfach ungesättigter Fettsäuren können Entzündungen und Cholesterin reduzieren.

So das Forschungsergebnis u.a. am *Institut Municipal d'Investigacio Medica (IMIM)* in Barcelona, Spanien.

Mandeln

kommen für diese Aufgabe aufgrund ihres Gehalts an Vitaminen B & E und an Mineralstoffen in Frage.

Lt. Forschungsergebnis des *Linus Paulus Instituts* an der *University of Oregon* im US-Bundesstaat Oregon, benannt nach dem 2-maligen Nobelpreisträger und Begründer der Orthomolekularen Medizin Dr. Linus Pauling.

Walnüsse

reich an Omega-3 Fettsäuren verbessern nicht nur die arterielle Funktion, sondern reduzieren auch sie Entzündungen.

Gemäß Forschung u.a. an der kalifornischen *Loma Linda University* sowie der *Harvard University*.

Orangensaft

ist ebenfalls dafür bekannt, durch seinen Gehalt an Kalium und Magnesium sowie an Vitaminen A, C und B-Komplex, cholesterinsenkend zu wirken.

Mit wissenschaftlicher Bestätigung u.a. durch das amerikanische Landwirtschaftsministerium.

Regenwald

Außer bestimmten, uns aus der westlichen Ernährung bekannten Lebensmitteln, wie vorangegangen zitiert, bietet uns die Natur noch sehr viel mehr. Nicht zu vergessen auf den Amazonas Regenwald, der sprichwörtlich ‚größten Naturapotheke der Welt'.

In der Tat wurden dort nicht weniger als 16 Heilkräuter entdeckt, welche gegen das ‚schlechte' LDL Cholesterin wirken, von denen wir zumindest eines hier erwähnen sollten:

Artischocke

Wissenschaftlich validiert anhand detaillierter und umfassender Forschung u.a. an der amerikanischen *Iowa State University*, der türkischen *Eskisehir Osmangazi University* sowie der britischen *University of Exeter*, etc., etc.

Dies als Einzelbeispiel für den vielfach wissenschaftlich bestätigt praktisch unbegrenzten Reichtum der Natur u.a. das 'schlechte' LDL Cholesterin zu managen. Mit wissenschaftlicher Bestätigung.

SCHLUSSFOLGERUNG

Ein zu hoher Cholesterinwert im Blut ist einer der problematischsten – um nicht zu sagen: lebensbedrohenden – Phänomene unserer Zeit. Indem es in den meisten Situationen nicht *genetisch* bedingt, sondern durch den jeweiligen individuellen Lebensstil verursacht ist.

Dieses Kapitel zeigt Wege der Natur auf, dies zu korrigieren.

6. KREBS MIT SONNENSCHEIN BESIEGEN?

PROBLEMSTELLUNG

Wir haben es in unserer modernen Industriegesellschaft mit rd. 1800 *chronischen* - d.h. *ungelösten* – Gesundheitsproblemen zu tun. Mit Krebs an 2. Stelle hinter Herzkrankheiten bzw. vor Diabetes an 3. Stelle.

Indem jedoch unser Planet *Erde* ein perfekt organisiertes ökologisches, d.h. strikt auf Naturgesetzen beruhendes System ist, bedeutet ‚chronisch' im Sinne von Krankheiten keineswegs ‚unheilbar'.

Wohl aber bedeutet es, dass *Heilung* nicht mit synthetisch-chemischen Medikamenten und Therapien möglich ist, sondern ausschließlich durch den Körper selbst. Mit Hilfe seines biologischen Immunsystems und bzw. seiner biologischen Selbstheilungskraft, unterstützt durch streng natürliche Heilmittel.

Dies gilt uneingeschränkt auch bei Krebs.

ANTWORT DER NATUR BEI KREBS – WISSENSCHAFTLICH BESTÄTIGT

Wie Sie auch in anderen Kapitel erfahren, gibt es zahlreiche natürliche Heilmittel, Krebs erfolgreich zu bekämpfen.

Während wir in diesem kurzen Kapitel nicht alle Möglichkeiten aufzeigen können, möchten wir zumindest eines dieser vermeintlichen ‚Wundermittel' hervorheben, welches zunehmend von der Wissenschaft bestätigt wird:

Vitamin D

Dabei handelt es sich nicht nur um ein sehr wesentliches Vitamin (an dem jedoch die meisten Menschen unserer Industriegesellschaft einen Mangel haben) zur Stärkung unseres Knochenbaus, indem es nicht nur die Aufnahmefähigkeit von Kalzium stärkt, sondern auch unser Immunsystem – als Hilfe auch gegen Krebs.

Als Bestätigung siehe Japan, jenes asiatische Land der Welt, welches in der globalen Statistik der Lebenserwartung hinter dem mediterranen Stadtstaat Monaco den 2. Platz einnimmt.

Gemäß Forschung am *Japanese National Cancer Center* sowie an der ebenfalls in Tokio beheimateten *Shiga University,* publiziert in der weltberühmten medizinischen Fachzeitschrift *British Medical Journal,* ist das Krebsrisiko der Japaner aufgrund ihres erhöhten Vitamin-D-Gehalts von höher als 60 Nanogramm pro Milliliter (ng/ml) im Blut um 20 % niedriger. Beruhend auf einer großen Studie unter Teilnehme von 30.000 erwachsenen Japanern über einen Zeitraum von 16 Jahren.

Umgekehrt – so das Forschungsergebnis in den USA an der renommierten *Harvard T.H. Chan School of Public Health* in Boston, Massachusetts, dem *United States National Cancer Institute* in Rockville, Maryland, und der *Stanford University School of Medicine* in Stanford, Kalifornien – birgt ein Defizit an Vitamin D das Risiko von Dickdarmkrebs.

Ähnliche Ergebnisse kommen von der oben zitierten japanischen *Shiga University,* wonach Vitamin D das Risiko von Brustkrebs erheblich mindern kann. Dies wissenschaftlich bestätigt u.a. auch von der *University of California* in San Diego, California, der *Medical University of South Carolina* in Columbia, South Carolina, und der *Creighton University* in Omaha, Nebraska.

Nicht zuletzt kann nach wissenschaftlicher Erkenntnis der *University of Warwick and Coventry* in Großbritannien ein Mangel an Vitamin D das Risiko an Blasenkrebs erhöhen – bestätigt auch durch die britische Society of Endocrinology.

VITAMIN-D-QUELLEN

Dies führt uns zur Frage der besten Quellen von Vitamin D für den Körper.

Während eine Reihe von Lebensmitteln zumindest einen geringen Anteil an Vitamin D aufweisen wie z.B. Leber, gekochter Lachs, Pilze und auch Eigelb, ist doch die reichste – und billigste – Quelle die Sonne. D.h. wenn man irgendeinen Teil des Körpers der Sonne aussetzt, indem die ultravioletten Strahlen in der Haut Vitamin D erzeugen. Auf rein natürliche Weise. Jedoch Vorsicht bei hohem UV-Index!

SCHLUSSFOLGERUNG

Krebs mit Sonnenschein bekämpfen? Abgesehen davon, dass die Sonne prinzipiell überall auf diesem Globus scheint, von Nord nach Süd, von Ost nach West, ist dennoch zu beachten, wie nahe man am Äquator lebt. Je näher, umso höher ist der UV-Index, der Hautkrebs verursachen kann.

Ein Sonnenbad ist keineswegs erforderlich oder erwünscht. Bei geringem UV-Index (1) – dieser wird auch in Gegenden mit hohem UV-Index morgens oder kurz vor Sonnenuntergang erreicht – 20 Minuten im Freien aufhalten, kann als Richtwert gelten.

Freilich, wenn dies nicht in ihrem Alltag realisierbar ist, sollten Sie zumindest auf Vitamin-D-haltige Lebensmittel zurückgreifen. Siehe dazu auch Kapitel 25.

7. ZITRONENGRAS – WUNDERDROGE DER NATUR?

PROBLEMSTELLUNG

Ein scheinbar schizophrener Teufelskreis unseres modernen Lebens:

- Einerseits beruht unsere Gesundheit seit Beginn der Menschheit weitgehend auf Heilkräutern.
- Andererseits fehlt gemäß einer umfassenden Studie der internationalen medizinischen Fachzeitschrift *Drug and Therapeutics Bulletin (DTB)* 97% der Ärzte und Apotheker nach deren eigener Aussage ein ausreichendes Wissen über Heilkräuter.

Die enorme Kraft der Heilkräuter betreffend, nehme man als Beispiel Zitronengras, welches nicht nur ausgezeichnet schmeckt, sondern unsere Gesundheit und unser Wohlbefinden erheblich – auf natürliche Weise - fördert.

MEDIZINISCHER WERT VON ZITRONENGRAS –
WISSENSCHAFTLICH BESTÄTIGT

Dieses Heilkraut mit seinen mehr als 50 verschiedenen Arten und mit seinen langen Blättern Seegras ähnelnd, kommt ursprünglich aus Indien und Sri Lanka, wo es nicht nur als Nahrungsmittel, sondern vor allem auch als Tee konsumiert wird. Mit dem besonderen Vorzug, in vielfacher Weise Gesundheit und Wohlbefinden zu dienen.

Nicht nur als Entzündungshemmer, sondern auch zur Vermeidung von

- *Infektionen*

nach wissenschaftlicher Erkenntnis der *National Taiwan Normal University* und der *Taipei Medical University,* beide ansässig in Taiwans Hauptstadt Taipei.

Ebenso die Reduzierung von

- *Cholesterin*

gemäß Forschung an der *Punjabi University* in Patiala, Indien.

Auch

- *Schmerzlinderung*

wird nach wissenschaftlicher Erkenntnis des *College of Pharmacy* in Moga, Indien, Zitronengras-Tee zugeschrieben.

Ebenso

- *Orale Gesundheit*

beruhend auf Forschung u.a. an der *Yanpei University* in Hsinchu, Taiwan.

- *Angstzustände*

lindern durch den Geruch von Zitronengras-Tee ist ein weiterer Vorzug – so das Forschungsergebnis am renommierten *Memorial Sloan Cancer Center* in New York City.

Ebenso gehört zu den gesundheitlichen Vorzügen von Zitronengras-Tee Erleichterung bei

- *Blähungen*

beruhend auf Forschung an der *University of Uyo* in Nigeria.

SCHLUSSFOLGERUNG

Die Welt der Pflanzen auf unserem Globus ist sprichwörtlich der sichere Hafen für unsere Gesundheit bzw. unser Wohlbefinden. Wofür Zitronengras als nur ein Beispiel steht. Mit dem zusätzlichen Vorteil, leicht zubereitbar zu sein, indem man einfach die im Gemüseladen erworbenen Stängel in kleine Stücke schneidet, mit heißem Wasser übergießt, 5 Minuten ziehen lässt und abseiht. Das ist alles? Ja...

8. EREKTIONSPROBLEME NATÜRLICH LINDERN

PROBLEMSTELLUNG

Potenzstörungen sind kein Anlass zur Scham, auch wenn sie das Selbstwertgefühl beeinträchtigen und oftmals zu Angstzuständen und Depressionen führen.

Dabei gibt es 2 Arten von Potenzstörungen:

- Primäre Potenzstörung
  Davon sprechen wir, wenn keinerlei Erektion möglich ist
- Sekundäre Potenzstörung
  Diese ist dann gegeben, wenn sie nur gelegentlich vorkommt

Hier gibt es insbesondere für die zweitgenannte Gruppe natürliche Modalitäten physischer und psychologischer Art, um die Potenzstörungen erfolgreich in den Griff zu bekommen. Abhängig davon, was die auslösende Ursache für diese Störung ist. Wie z.B. neurologische Probleme, diabetisch bedingte Nervenschädigung oder eine Herzkreislauferkrankung.

Auch Medikamente gegen hohen Blutdruck können die Blutzufuhr zum Penis behindern, was vielfach eine Erektion erschwert oder gar verhindert.

NATÜRLICHES POTENZ-MANAGEMENT WISSENSCHAFTLICH BESTÄTIGT

Hier sind folgende Optionen für ein natürliches Potenzmanagement hervorzuheben, welche sich auf Forschung u.a. an der *University of Adelaide* in Australien beziehen und in Italien u.a. an der *Milan State University,* der *University of Perugia,* und der *University of Naples* wissenschaftlich bestätigt wurden.

Diese Optionen sind u.a. wie folgt.

Anpassung des Lebensstils

- Verbesserung der Blutzirkulation durch körperliche Aktivität
- Stressmanagement mit Hilfe von Entspannungsübungen
- Gewichtsabnahme, um Blutdruck sowie Cholesterin und Triglyzeride zu senken

Heilkräuter

U.a.

- Maca (Lepidium meyenii)
  kann ebenso hilfreich sein wie
- Pinus pinaster, ein maritimer Pinienextrakt

Beckenbodentraining

Die Beckenboden-Muskeln durch ein entsprechendes Training zu stärken, ist eine weitere Option, um Erektion zu unterstützen.

SCHLUSSFOLGERUNG

Potenzstörungen sind, wie bereits eingangs erwähnt, kein Anlass zur Scham. Ist es doch für 30 Millionen männliche Amerikaner Teil ihres Alltags – worauf allerdings die Natur positive Antworten hat, wie dieses Kapitel zeigt.

9. EINSAMKEIT – TODESURSACHE NR. 1?

PROBLEMSTELLUNG

Wenn wir von Gesundheit und Langlebigkeit sprechen, denken wir in erster Linie an unsere körperliche Verfassung.

Allerdings steht unsere Gesundheit auf 2 Beinen: dem physischen und dem mentalen. Letzteres unter Berücksichtigung sozialer Isolation und Einsamkeit.

Obwohl beides – soziale Isolation und Einsamkeit – vielfach als austauschbar betrachtet wird, sind beide doch nicht gleich. Denn während soziale Isolation einen Mangel an körperlicher Kommunikation mit anderen bedeutet, kann man trotz physischer Kommunikation ‚einsam‘ sein.

Indem man sich dennoch vom Rest der Welt abgekoppelt fühlt – zumindest empfinden dies gemäß einer internationalen öffentlichen Untersuchung (*Harris Poll*) aus dem Jahre 2016, nicht weniger als 70 % der erwachsenen Bevölkerung, trotz sozialer Kommunikation mit anderen. Vielfach mit erheblichen Konsequenzen.

WISSENSCHAFTLICHE BESTÄTIGUNG

Nach Erkenntnis einer großen wissenschaftlichen Studie der amerikanischen *Brigham Young University* im US-Bundesstaat Utah mit mehr als 3 Millionen erwachsenen Teilnehmern war das Risiko eines vorzeitigen Todes durch Einsamkeit und sozialer Isolation um 50 % höher als ohne dieser mentalen Beeinträchtigungen. Unabhängig von anderen, auch größeren, Gesundheitsproblemen.

SCHLUSSFOLGERUNG

Jedes Jahr sterben allein in den USA 2 Millionen Bürger – vorzeitig und vermeidbar – an chronischen Krankheiten. Voran an Herzversagen, gefolgt von Krebs und Diabetes. Dabei wird diese vermeintlich größte Gefahr unseres Lebens mental noch übertrumpft.

Glücklicherweise zeigt uns die Natur Auswege auf, wie in diesem Kapitel dargestellt. Wissenschaftlich bestätigt.

10. KÜNSTLICHER KNIE-/HÜFTERSATZ?

PROBLEMSTELLUNG

Immer öfter lesen/hören wir von künstlichem Knie- oder Hüftersatz als vermeintliche Erhöhung der Lebensqualität. Zumindest für jene, welche an diesen Gelenken insbesondere bei Bewegung und anderen Alltagsaktivitäten Schmerz empfinden.

Tatsächlich ist dieses Gelenksproblem gemäß Statistik der Welt-Gesundheits-Organisation (WHO) für rd. 10 % vorzeitiger Invalidität in den industrialisierten Ländern verantwortlich.

Insbesondere bei 10 % der männlichen und 20 % der weiblichen Bürger/innen über 60 Jahre. Geprägt von 80 % begrenzter Bewegungsfähigkeit und bei 25 % sogar von der Unfähigkeit, ihre Alltagsarbeiten verrichten zu können. Wovon weltweit lt. hochgerechneter Statistik bis zur Mitte des Jahrhunderts nicht weniger als 130 Millionen Opfer zu zählen sein werden.

Obwohl bei Einsatz von künstlichen Knie- und Hüftgelenken diese im Durchschnitt alle 10 Jahre erneuert bzw. die daraus dennoch resultierenden Schmerzen in vielen Fällen mittels Opioide behandelt werden. Ein Teufelskreis.

NATÜRLICHE ANPASSUNG DES LEBENSSTILS – WISSENSCHAFTLICH BESTÄTIGT

Dieser Teufelskreis ist jedoch mit Hilfe der Natur einfach und kostengünstig durch Anpassung des Lebensstils überwindbar.

Konkret können hier bestimmte Nährstoffe und Heilkräuter helfen, dieser Form von Gelenkverschleiß (medizinisch: Osteoarthritis) entgegenzuwirken. Wissenschaftlich bestätigt.

So z.B. lt. einer großen internationalen Studie unter wissenschaftlicher Leitung der *University of Surrey* in Großbritannien mit nur 1 Gramm

Omega-3 Fischöl

pro Tag gegen Entzündung und Schmerzen in den Gelenken.

Wissenschaftlich bestätigt u.a. durch die *Harvard Medical School* in Boston, US-Bundesstaat Massachusetts und das *New York Presbyterian Hospital.*

Ebenso ist das u.a. in (Grün-)Kohl und Spinat befindliche

Vitamin K

nicht nur für unsere Gesundheit generell wichtig, sondern auch indem es Schaden an Gelenksknorpeln verhindert bzw. diesen behebt.

Nicht zu übersehen der Vorteil

Mediterraner Kost

grundsätzlich für unsere Gesundheit an sich, und insbesondere auch, wenn es darum geht, Gelenkrheumatismus zu verhindern bzw. zu behandeln.

So die umfassende internationale wissenschaftliche Erkenntnis u.a. der *University of Canberra* in Canberra, Australien, der *Harokopio University* in Athen, der *Coventry University* in Coventry, Großbritannien, sowie der *Rutgers University* in Brunswick, US-Bundesstaat New Jersey.

Gleichermaßen bedeutend für unsere körperliche und mentale Gesundheit an sich und für unsere Gelenke im Besonderen – jedoch in unserer industrialisierten Gesellschaft defizitär - ist

Vitamin D

Insbesondere auch, wenn es darum geht, entzündungsbedingte Gelenksschmerzen zu verhindern bzw. diese selbst auf natürliche Weise zu behandeln.

Beruhend auf Forschung u.a. des *Korea University College of Medicine* und der *Hanyang University Hospital for Rheumatic Diseases,* beide in Süd-Korea's Hauptstadt Seoul ansässig, sowie des *Red Cross Hospital* in Athen, Griechenland.

Hier stellt sich die Frage, wie man im täglichen Leben – außer durch Gelenksschmerzen - erkennt, ein Defizit an Vitamin D zu haben.

Siehe dazu eine Auswahl folgender Symptome:

- Müdigkeit
- Körperliche Schwäche

- Muskelschmerzen
- Atmungsprobleme
- Gestörte Stimmungslage
- Etc.

Nun zur entscheidenden Frage: wie kann man das Defizit am besten – auf natürliche Weise – beheben?

Mit Hilfe der **Sonne**. D.h. wenn wir irgendeinen Teil unsere Haut der Sonne aussetzen, produziert diese mit Hilfe ultravioletten Lichtes (UVB-Strahlen) Vitamin D, welches biologisch dem ganzen Körper und damit unserer Gesundheit generell zugutekommt.

Was jedoch im Winter, zu Zeiten mit weniger Sonne, bzw. wenn die Sonne (UV-Index) zu stark ist? Hier kann der Vitamin-D-Haushalt mit Hilfe folgender Vitamin-D reicher Nahrung ausgeglichen werden wie u.a.:

- Fetter Fisch (Lachs, Makrele und Thunfisch)
- Pilze
- Eigelb

Ebenso

Ätherische Öle

gewonnen aus den Blättern, Rinde und Wurzeln bestimmter Pflanzen mit Druck oder Dampf.

Diese vermögen durch Inhalieren, oberflächliche Anwendung oder in einem warmen Bad Schmerzen und Entzündungen in Gelenken insbesondere der Knie und der Hüften verhindern bzw. auch behandeln.

Beruhend auf jahrtausendealter Volksweisheit – und wissenschaftlich bestätigt heute.

Dies gilt u.a. für

- *Eukalyptusöl*

gemäß Forschung u.a. an der *Korea University* und *Eulji University* in Korea's Hauptstadt Seoul.

Ähnlich wie

- *Nachtkerzenöl*

aufgrund ihres reichen Gehalts an Gamma-Linolensäure und Beta-Amyrin mit ihrer entzündungshemmenden Kraft.

Empfohlene Dosierung lt. *Arthritis Foundation:* mindestens 540 mg bis zu 2,8 Gramm aufgeteilt auf 6 mal pro Tag über einen Zeitraum von 6 Monaten.

Gleiches gilt für

- *Weihrauchöl*

zur Behandlung von Schmerzen und Entzündungen.

Genau für diesen Zweck bereits vor 2000 Jahren in der Bibel erwähnt und heute u.a. von der amerikanischen *Arthrits Foundation* bestätigt.

So wie das ebenfalls in der Bibel für diesen Zweck in der Heiligen Schrift dokumentierte Heilkraut

- *Turmeric/Kurkuma*

Wissenschaftlich neuzeitlich bestätigt an u.a. der *University of Arizona* in Tucson, Arizona, USA, und der *Hoseo University* in Asan, Süd-Korea.

- *Ingweröl*

ist gleichermaßen hilfreich gegen Schmerzen und Entzündungen. Wissenschaftlich bestätigt u.a. durch die *University of Arizona* in Tucson, Arizona, USA.

Ebenso hilft

- *Basilikumöl*

gegen Schmerzen und Entzündungen, bestätigt durch Forschung an der *Universidade Estadual de Maringa* in Parana, und der *University of Campinas* in Sao Paulo, beide in Brasilien.

- *Lavendelöl*

hilft gemäß Forschung u.a. an der *Hacettepe University* in Ankara nicht nur gegen Depression und Angstzustände, sondern auch zur Schmerzlinderung.

Zusätzlich zu diesen Nährstoffen hilft auch *Gewichtsabnahme* (in Fällen der Fettleibigkeit) sowie moderate *physische Bewegung* (wie Wandern oder Radfahren) gegen diese Art der Gelenkprobleme.

SCHLUSSFOLGERUNG

Gegen Schmerzen, Entzündung und Schwellung der Knie-/Hüft-/Handgelenke bietet uns die Natur gewissermaßen ein unerschöpfliches und heute wissenschaftlich bestätigtes Potential – wodurch sich der künstliche Ersatz von Knie- und Hüftgelenken weitgehend erübrigt.

11. NATÜRLICHE ANTIBIOTIKA?

PROBLEMSTELLUNG

Wenn wir ein Antibiotikum benötigen, wird dazu üblicherweise ein pharmazeutisches Medikament verschrieben bzw. verabreicht.

Hier muss man fairerweise anerkennen:

Seit der schottische Arzt Dr. Alexander Fleming vor 90 Jahren das unter dem Namen *Penicillin* bekannt gewordene Antibiotikum entwickelte, wurden damit weltweit unzählige Leben gerettet.

Obwohl dieses chemische Medikament zwar 99,9 % der *Bakterien* abtöten kann, aber *keine Viren*.

Deshalb ist es wichtig, den natürlichen Hintergrund der Antibiotika zu verstehen.

WISSENSCHAFTLICH BESTÄTIGTE NATUR-ANTIBIOTIKA

Wie Sie bereits von meinen vorangegangenen Veröffentlichungen wissen, hat die Natur keine Lücke gelassen, wenn es um unsere Gesundheit geht.

In diesem Sinne gibt es auch etliche effiziente *natürliche* Antibiotika zur Vermeidung und Behandlung aktueller zeitgenössischer Krankheiten. Durch neueste wissenschaftliche Forschung bestätigt.

Dies ist nicht zuletzt deshalb wichtig, weil es Bakterien gibt, welche gegen pharmazeutische Antibiotika resistent sind, was allein in den USA lt. den dortigen staatlichen *Centers for Disease Control and Prevention (CDC)* jährlich zu mehr als 20.000 Todesfällen führt.

Greifen wir deshalb zum besseren Verständnis folgende natürliche Antibiotika heraus – alle sicher, effizient und wissenschaftlich bestätigt.

Knoblauch

zum Beispiel – in der Geschichte zahlreicher Kulturen bekannt – wird heute u.a. dort bei Medikament-resistenter Tuberkulose eingesetzt.

Erst kürzlich wieder u.a. an der *Westfälischen Wilhelms Universität* in Münster wissenschaftlich bestätigt.

Auch

Ingwer

ist eine Pflanze mit sehr potenter und erfolgreicher Wirkung gegen viele bakterielle Erregerstämme.

Gemäß Forschung u.a. an der chinesischen *Suin Yat-sen University* in Guangzhou.

Honig

wiederum ist bereits seit Aristoteles vor mehr als 2000 Jahren dafür bekannt, Wundheilung zu unterstützen und Infektionen zu verhindern.

Neuzeitlich wissenschaftlich u.a. an Iran's *Tehran University of Medical Sciences* bestätigt. Insbesondere im Einsatz gegen Hautprobleme wie u.a. gegen Geschwüre, bei Hauttransplantationen, wundgelegene Stellen und Verbrennungen, etc.

Nicht zuletzt auch zur Behandlung von MRSA (Methicilliun-resistenter Staphylococcus aureus).

Gegen MRSA-bedingte Hautschäden hilft auch

Kurkuma

gemäß Forschung u.a. an der *University of North Carolina* in Greensboro, US-Bundesstaat North Carolina.

Ein ebenso 'historisches', bereits den amerikanischen Ureinwohnern bekanntes Antibiotikum zur Behandlung von Wunden und gegen Infektionen ist das auch heute eingesetzte Heilkraut

Echinacea

Neuzeitlich wissenschaftlich bestätigt – auch gegen Viren – u.a. an der *University of British Columbia* in Vancouver, Canada.

Ein weiteres sehr effizientes und deshalb hoch geschätztes natürliches Antibiotikum ist die

Gewürznelke

Eingesetzt – u.a. lt. Forschung an der chinesischen *Sun Yat-sen University* – bei Zahnbehandlungen und gegen viele Bakterien generell, einschließlich *E. coli.*

Ebenso hilft

Oregano

gegen MRSA nach wissenschaftlicher Erkenntnis der *Sun Yat-sen University* in China.

SCHLUSSFOLGERUNG

Unsere Gesellschaft schuldet dem schottischen Arzt Dr. Alexander Fleming Respekt und Dankbarkeit für seine Entdeckung des millionenfach lebensrettenden Penicillins. Auch wenn dieses ,nur' gegen bestimmte Bakterien, nicht aber gegen Viren hilft.

Mögen wir dennoch nicht die Tatsache übersehen, dass die Natur bereits unseren Vorfahren äußerst potente Antibiotika anhand gegeben hat, welche diese erfolgreich sowohl gegen (auch resistente) Bakterien und Viren eingesetzt haben. Dazu Details in dieser Abhandlung.

12. ANTIBIOTIKA – PROS & CONS

PROBLEMSTELLUNG

Wir kennen – und viele von uns haben es persönlich erlebt – die lebensrettende Wirkung von Antibiotika bei Infektionen, indem diese seit rund 70 Jahren ärztlich verschrieben werden.

Auch wenn diese synthetisch-pharmazeutischen Medikamente nur gegen Bakterien, nicht aber gegen Viren erfolgreich sind.

Mit der zusätzlichen Einschränkung, dass bestimmte Bakterien bei zu häufiger Verschreibung gegen das Antibiotikum resistent werden.

NEUE WISSENSCHAFTLICHE ERKENNTNISSE

Wie ausnahmslos jedes chemisch-synthetische Medikament vermitteln auch die synthetischen Antibiotika potentielle Nebenwirkungen wie z.B. Durchfall und ein Gefühl von Kranksein sowie Pilzinfektionen in Verdauungstrakt, Mund oder Vagina.

Ebenso rufen solche Antibiotika vielfach ein Ungleichgewicht der lebenswichtigen Mikroorganismen im Verdauungstrakt hervor.

Diese Nebenwirkungen führen vielfach nicht zuletzt zu jenen 2 gravierendsten Krankheiten unserer Zeit, an denen jedes Jahr Millionen Menschen – vermeidbar – an Therapiefehlern sterben: Herzkreislauferkrankungen und Krebs.

Nicht nur das: lt. einer Studie an der *Tulane University* in New Orleans, US-Bundesstaat Louisiana, mit mehr als 37.000 weiblichen Teilnehmern im Alter von 60 Jahren und darüber zeigte:

Jene Teilnehmerinnen, welche diese synthetischen Antibiotika mindestens 2 Monate lang einnahmen, hatten ein um

- 27 % höheres Risiko eines vorzeitigen Todes jeglicher Art bzw. um
- 58 % an Krebs

SCHLUSSFOLGERUNG

Chemisch-synthetische Antibiotika können zwar Bakterien abtöten und damit Krankheiten beseitigen, sollten aufgrund der Nebenwirkungen und vor allem der Gefahr der Resistenz nur bei entsprechen gravierenden Krankheiten eingesetzt werden. In allen anderen Fällen empfiehlt es sich, zunächst auf natürliche Varianten zurückzugreifen.

Außerdem: Werden diese synthetischen Antibiotika länger als verschrieben eingenommen, können sie der Gesundheit beträchtlichen Schaden zufügen und sogar das Leben verkürzen.

13. FALTENFREIES GESICHT

PROBLEMSTELLUNG

Als Zeichen des biologischen Alterungsprozesses verliert unser Gesicht zunehmend an Elastizität und Feuchtigkeit, was zu Falten führt. Insbesondere im Stirnbereich sowie um Augen und Mund.

Nun bevorzugen wir zwar ‚knitterfreie' Kleidung (um uns das zeitraubende Bügeln zu ersparen), leider aber kann man nicht Falten im Gesicht ‚ausbügeln'.

Dies bedeutet allerdings nicht, dass in diesem Fall nur mit synthetisch-chemischen Gesichtscremes oder gar mit einer Schönheitsoperation begegnet werden kann.

Vielmehr sollten wir einen Blick auf jene Alternativen werfen, welche uns die Natur – heute wissenschaftlich nachgewiesen – geschenkt hat.

GESICHTSFALTEN MIT ÄTHERISCHEN ÖLEN BEHANDELN?

Wenn wir von 'ätherischen Ölen' als konzentrierte wasserabstoßende Flüssigkeiten denken, kommt uns in erster Linie der Begriff *Aromatherapie* in den Sinn.

Allerdings lernen wir aus renommierter internationaler medizinwissenschaftlicher Forschung, dass manche ätherische Öle als Derivate medizinisch hochwertiger Heilkräuter vielversprechend Gesichtsfalten managen können. Z.B. das bereits aus der Bibel bekannte

Weihrauchöl

welches nach Forschung der *Mansoura University* in Mansoura, Ägypten, nicht nur die Erscheinung von Narben und Dehnungsstreifen auf der Haut zum Verschwinden bringen kann, sondern auch Falten.

Sandelholz

Abgesehen von seiner entzündungshemmenden Wirkung kann dieses Heilkraut Hautfeuchtigkeit unterstützen und so die Faltenbildung verringern.

So die wissenschaftliche Erkenntnis an der amerikanischen *South Dakota State University*.

Limonen

Bekanntlich ist Vitamin C eine der Hauptsubstanzen nicht nur in Zitrusfrüchten an sich und damit in den davon abgeleiteten ätherischen Ölen, sondern ist vor allem auch eine unverzichtbare Stütze unseres Immunsystems.

Nicht nur das. Gemäß Forschung u.a. an der *Universität Catania* in Italien können ätherische Zitrusöle auch durch Oxidation hervorgerufenen Hautschäden entgegenwirken.

Allerdings ist es ratsam, sich nicht zu lange der Sonne auszusetzen, wenn man ätherische Zitrusöle aufgetragen hat, weil die Haut durch Sonneneinstrahlung sensitiver ist. Deshalb ist es besser, in solchen Fällen diese ätherischen Öle kurz vor dem Bettgehen aufzutragen.

Lavendel

Gemäß Forschung u.a. an der *Grigore T. Popa University of Medicine and Pharmacy* in Lasi, Rumänien, hilft der antioxidativ wirkende Lavendel, die Erscheinung von Hautfalten zu verringern.

Rosmarin

Dieses ebenfalls antioxidative Heilkraut vermag die Elastizität der Haut zu schützen. Selbst dann, wenn pro Tag weniger als 10 mg pro Kilo Körpergewicht aufgetragen wird.

Dies als Forschungsergebnis u.a. an der *Universität Novi Sad* in Serbien.

Möhrensamen

als ebenfalls effizientes antioxidatives Heilkraut vermag mit seinem Samen die Schädigung gesunder Hautzellen reduzieren, wenn nicht sogar stoppen.

So das Forschungsergebnis an der *Dr. Hari Singh Gour University* in Sagar, Indien.

Rosenöl

kann nicht nur Rötung und Schwellung der Haut reduzieren, sondern auch die Erneuerung von Hautzellen unterstützen, wodurch die Haut länger jugendlich wirkt.

Beruhend auf Forschung u.a. an der *Mashhad University of Medical Sciences* in Mashhad, Iran.

Granatapfelöl

Granatapfelöl reduziert nicht nur Entzündung der Haut, sondern vermag auch das Entstehen neuer Falten verhindern durch Reduzierung von oxidativem Stress.

So das Forschungsergebnis u.a. an der *Isfahan University* in Isfahan, Iran.

Ylang Baum Öl

Beruhend auf Forschung u.a. an der *Monash University Malaysia* in Monash, Malaysia, kann Öl dieses exotischen Heilkrautes Hauterneuerung fördern bei gleichzeitiger Reduzierung freier Radikaler.

Ähnlich

Muskat-Salbei

Der antioxidativen Kraft dieses Heilkrauts wird zugeschrieben, die Schädigung der DNA und der Proteine durch freie Radikale zu verhindern.

So das Forschungsergebnis u.a. an der *Atatuerk University* in Erzurum, Türkei.

SCHLUSSFOLGERUNG

Wie vielfach in meinen Veröffentlichungen dargestellt, ist die Natur unser oberster Hirte für ein langes und gesundes Leben.

Mit Heilkräutern gewissermaßen als Kern therapeutischer Kraft der Natur. Einschließlich der seit 5000 Jahren bekannten (und erfolgreich eingesetzten) ätherischen Öle.

Dabei kann deren Anwendung 1-2 mal täglich erfolgen. Sollte allerdings dann unterbrochen werden, wenn sich dabei Irritationen auf der Haut zeigen.

14. FIBROMYALGIE LINDERN

PROBLEMSTELLUNG

Für Schmerzen ohne zuverlässiger Diagnose hinsichtlich der zugrundeliegenden Ursache wird in der Medizin die Bezeichnung *Fibromyalgie* als Überbegriff für ‚chronische Schmerzerkrankung' verwendet, worüber bereits Anfang des 19. Jahrhunderts zum ersten Mal berichtet wurde.

Mehr noch. Nach Darstellung des *American College of Rheumatology* ist Fibromyalgie vielfach mit mehreren Symptomen verbunden wie z.B.

- Chronisches Erschöpfungssyndrom (auch bei gutem Schlaf nachts)
- Gedächtnisprobleme
- Häufiger Harndrang
- Benommenheitsgefühl
- Durchfall und andere Verdauungsstörungen
- Trockene Augen
- Erbrechen
- Haarausfall

Dies macht den sprichwörtlichen Teufelskreis perfekt, in dem sich die Fibromyalgie medizinisch befindet.

Dabei ist statistisch betrachtet das weibliche Geschlecht vielfach mehr betroffen als das männliche. Vor allem durch schmerzhafte Menstruation (in der Medizin *Dysmenorrhoe* bezeichnet). Sowie durch verstärkte Müdigkeit und Stimmungsschwankungen während der Schwangerschaft.

ANTWORT DER NATUR – WISSENSCHAFTLICH BESTÄTIGT

Allerdings weist uns die Natur (erwartungsgemäß) den Weg aus diesem Teufelskreis. U.a. durch

Körperliche Bewegung

Anders als ein sitzender Lebensstil, welcher Muskel-/Gelenks- und andere Schmerzen eher verstärkt, kann regelmäßige körperliche Bewegung (vor allem in sauerstoffreicher Natur) wie z.B. Laufen oder Schwimmen dieses Schicksal fernhalten.

Dies wurde weltweit intensiv erforscht und bestätigt durch u.a.

- *University of Utah* in Salt Lake City, Utah, USA
- *Norwegian Institute of Public Health* in Nydalen, Norwegen,
- *Ufuk University* in Ankara, Türkei
- *University of Western Ontario* in London, Ontario, Canada
- *University of Saskatchewan* in Saskatoon, Canada
- *Tufts University* in Boston, Massachusetts, USA
  und
- *Brown University School of Public Health* in Providence, Rhode Island, USA

Gesunde Ernährung

In vielen Fällen ist Fibromyalgie mit chronischen Entzündungen verbunden. Daher sind industriell verarbeitete Lebensmittel besonders kontraproduktiv. Das gleiche gilt für künstliche Süßstoffe, welche Serotonin im Gehirn beeinträchtigen – eine Substanz, welche darüber entscheidet, wie wir uns fühlen. So wie Milchzucker (Laktose) in der Milch.

Ebenso sollte eine Defizienz an Vitamin D und Magnesium vermieden werden.

Stattdessen ist entzündungshemmende Nahrung – wie z.B. Fisch, Nüsse oder Himbeeren – ratsam.

Dies beruhend u.a. auf Forschung der *Universität Padova* in Padova, Italien, der *Istanbul Bilim University* in der Türkei, dem *Hospital Egas Moniz* in Portugal, und der *Universität Groningen* in den Niederlanden.

Meditation & Bedachtsamkeit

Während Meditation 2 typische Auslöser von Fibromyalgie – Angst und Stress – entlasten kann, vermag Bedachtsamkeit viele andere Symptome von Fibromyalgie reduzieren, wie z.B. Schlafprobleme und Stress beim weiblichen Geschlecht.

So das Forschungsergebnis u.a. an der *University of Louisville School of Medicine* in Louisville, US-Bundesstaat Kentucky.

Komplementär-Therapien

In diesem Zusammenhang können auch komplementärmedizinische Maßnahmen – wenn streng *komplementär* genutzt – helfen wie z.B.

- Massage-Therapie
- Akupunktur

- Biofeedback
- Yoga

Gemäß Forschung u.a. an der *RMIT University* in Bundoora/Victoria, Australien und der *Universität Brescia* in Brescia, Italien.

Soziale Kontakte

Schmerzempfinden ist nicht nur eine körperliche, sondern auch eine psychologische Erfahrung.

Daher können soziale Kontakte Fibromyalgie positiv in beide Richtungen beeinflussen: Mann-zu-Mann und mit kognitiver Verhaltenstherapie online. Wobei Mann-zu-Mann die effizientere Methode ist.

Beruhend auf Forschung an u.a. der *National Distance Education University (UNED)* in Spaniens Hauptstadt Madrid.

Wer jedoch nicht genügend Sozialkontakte in seiner täglichen Umgebung hat, sollte diese z.B. im religiösen Umfeld finden – unabhängig vom jeweiligen Glaubensbekenntnis.

SCHLUSSFOLGERUNG

Auch wenn wir nicht die zugrundeliegende Ursache für jene Symptome kennen, an denen wir laborieren, sollten wir nie daran zweifeln, dass die Natur unser bester Therapeut ist. Mit natürlichen Heilmitteln und -methoden. Wirtschaftlich vertretbar, effizient und ohne gravierender Nebenwirkungen. Dies gilt auch für nicht-diagnostizierte Gelenk- und Muskelschmerzen. Beruhend auf der Tatsache, dass unser Körper ein von Naturgesetzen gelenktes biologisches Ökosystem ist.

15. DENKVERMÖGEN UND LEBENSSTIL

PROBLEMSTELLUNG

Ein Auf und Ab unseres Denkvermögens ist absolut kein Naturgesetz. Vielmehr können wir diesen biologischen Vorgang auf natürliche Weise im Laufe unseres Lebens steuern.

ANGEPASSTER LEBENSSTIL – WISSENSCHAFTLICH BESTÄTIGT

Erst kürzlich hat die *American Heart Association/Stroke Association* einen Plan verkündet, mit welchen Anpassungen des Lebensstils man sein Denkvermögen unterstützen kann.

Z.B. durch

Körperliche Aktivität

Regelmäßige körperliche Aktivität (vor allem in frischer Luft) ist einer der Grund-Parameter im Leben, um Gesundheit zu stützen und insbesondere auch das Denkvermögen zu stärken.

Nicht nur in späteren Lebensjahren, sondern bereits als Kind. Einschließlich motorischer sowie Lernfähigkeit.

Bereits täglich 20 Minuten an Hoch-Intervall-Training 6 Wochen lang kann die kognitive Funktion deutlich verbessern.

Ähnliche Ergebnisse können durch 10 Minuten lang temporäres schnelles Gehen oder Radfahren erzielt werden.

Will man es bescheidener angehe, können auch täglich 25 Minuten an achtsamer Meditation das gleiche Ziel erreichen.

So das Forschungsergebnis u.a. an der amerikanischen *Augusta University* in Augusta, Georgia, der *Monarch University* in Melbourne, Australien sowie der *University of Granada* in Spanien.

Mediterrane Ernährung

ist eine der gesündesten weltweit überhaupt. Mit viel Gemüse, Früchten, Olivenöl, Bohnen, Vollkorn, Fisch, Wein *(Vorsicht bei Alkoholsucht)*, Nüssen (besonders Erdnüsse, Pistazien) etc.

Lt. Forschung u.a. an der *McGill University* in Montreal, Canada, kann mediterrane Kost einen langzeitlichen Schutz unserer Gehirnfunktion bieten und damit auch einer Verlangsamung der kognitiven Leistung entgegenwirken.

Dabei ist aber nicht nur die entsprechende Ernährung allein für unser Denkvermögen hilfreich. Wie z.B. jüngste Forschung an der *University of Toronto* in Canada und der *Stanford University* im US-Bundesstaat Kalifornien zeigt:

Spielen eines Musikinstruments

Kann ebenfalls die kognitive Leistung erhöhen. Indem der Klang das Gehirn schützt. Insbesondere in Fällen von Verletzungen oder Krankheiten.

Ebenso kann das

Erlernen einer Fremdsprache

ein ausgezeichneter Workout zur Erhaltung des Denkvermögens sein.

Wissenschaftlich durch Forschung u.a. an der *University of Edinburgh* in Großbritannien und der *University of Helsinki* in Finnland.

SCHLUSSFOLGERUNG

Unsere kognitive Funktion bzw. unser Denkvermögen ist bei weitem kein isoliertes biologisches Phänomen, sondern vielmehr ein komplexer Faktor unseres Lebensstils.

16. KAFFEE BEI ALZHEIMER'S UMSTRITTEN

PROBLEMSTELLUNG

Weltweit sind 50 Millionen Menschen von Alzheimer's betroffen – einer vielfach tödlichen Form von Demenz – mit durchschnittlich einem neuen Fall pro Minute. Verbunden mit medizinischen Kosten in Höhe von nicht weniger als 800 Milliarden Dollar.

Indem die konventionelle Medizin bisher keine Lösung anbietet, ist es ratsam, einen Blick darauf zu werfen, welche Faktoren des Lebensstils hier eine Rolle spielen könnten.

KAFFEE - INKONSISTENT?

Wenn es z.b. um unsere Ernährung geht, ist Kaffee als das wohl beliebteste Getränk der Nation im Zusammenhang mit Alzheimer's wohl sehr umstritten. So kamen einerseits verschiedene Studien zu dem Schluss, dass Kaffee das Risiko eines Ausbruchs von Alzheimer's vermindert.

Andererseits könne lt. Forschung der renommierten spanischen *Universidad Autonoma de Barcelona* Koffein sehr wohl Alzheimer's verstärken. Insbesondere bei einem täglichen Kaffeekonsum von 5 Tassen (500 Milligramm). Mit negativer Auswirkung auf Lernfähigkeit und Gedächtnis.

Unter besonderer Berücksichtigung von *Angstzuständen* als einer der typischen Alzheimer'schen Symptome, gemäß Forschung am, u.a., dem *Brigham's and Women's Hospital* in Boston, US-Bundesstaat Massachusetts.

SCHLUSSFOLGERUNG

Noch besteht kein Grund, Kaffee hinsichtlich Alzheimer's zu 'dämonisieren'. Aber es ist gewiss ratsam, in diesem Fall unser Augenmerk mehr auf jene natürlichen Lebensmittel zu richten, welche diesbezüglich bereits zweifelsfrei mit einem positiven Ergebnis erforscht sind. Z.B. grüner Tee als Alternative zu Kaffee unter besonderer Berücksichtigung des darin enthaltenen Stoffes *Epigallocatechin gallate (EGCG),* der gegen Alzheimer's wirkt. So das Forschungsergebnis u.a. an der kanadischen *McMaster University.*

17. WAS BEDEUTET "CHRONISCHE KRANKHEIT"?

PROBLEMSTELLUNG

Gemäß Statistik der Welt-Gesundheits-Organisation (WHO) entfallen in unserer industrialisierten Welt 86 % der nicht altersbedingten Todesfälle und 77 % aller Krankheiten generell auf sogenannte *chronische* – d.h. ungelöste - Gesundheitsprobleme. Mit Herzversagen, Krebs und Diabetes an der Spitze.

Dabei sind die USA keine Ausnahme. Mit 2 Millionen vorzeitiger Todesfälle pro Jahr aufgrund ‚chronischer‘ Krankheiten und 50 % der erwachsenen Bevölkerung mit mindestens einer ‚chronischen‘ Krankheit. (Allein Diabetes ist für 12 % der vorzeitigen Todesfälle verantwortlich.)

Obwohl die USA als führende Nation in moderner Medizin pro Kopf der Bevölkerung die höchsten medizinischen Ausgaben hat.

Um diesen Widerspruch zu verstehen, sollten wir historisch kurz zurück auf ‚Adam & Eva‘ blicken:

- Unser Planet Erde ist ein streng auf Naturgesetze beruhendes Ökosystem.
- Gleiches gilt für sämtliche Lebewesen auf diesem Planeten, der Mensch keine Ausnahme.

ANTWORT DER NATUR

Dieses eherne biologische Grundgesetz impliziert, dass die Vermeidung – vor allem aber die Heilung – sämtlicher Krankheiten allein vom Körper selbst vollzogen werden kann. Vorausgesetzt, er wird mit strikt natürlichen Nährstoffen und (Heil-)Mitteln versorgt.

Umgekehrt: während chemisch-synthetische Medikamente in manchen Fällen zwar Leben retten können – zu heilen vermögen sie nicht. Nicht nur das: sämtliche chemisch-pharmazeutische Medikamente haben ohne Ausnahme (zum Teil lebensbedrohende) Nebenwirkungen – als 4.- häufigste (vermeidbare) Todesursache.

Hier stellt sich die Frage, ob uns der Planet Erde (ausreichend) mit den nötigen natürlichen Stoffen versorgt, um Krankheiten zu verhindern bzw. zu heilen. Ohne Nebenwirkungen.

Indem unser Planet ein nach Naturgesetzen perfekt organisiertes Ökosystem ist und damit die auf ihm existierenden Lebewesen (der Mensch keine Ausnahme), ist diese Frage eindeutig mit JA zu beantworten.

Nicht nur das:

WISSENSCHAFTLICHE BESTÄTIGUNG

Die meisten der seit Jahrtausenden volksnah bekannten natürlichen Heilmittel sind mittlerweile durch die moderne zeitgenössische Medizinwissenschaft bestätigt.

Man nehme als ein Beispiel das Buch *KREBSTHERAPIE & NATURMEDIZIN*, in welchem gegen die Nebenwirkungen der konventionellen Krebstherapie durch Chemo- und Strahlentherapie nicht weniger als 200 potente natürlichen Heilmittel beschrieben werden – sämtlich international durch mehr als 400 angesehene medizinische Universitäten und Forschungsanstalten bestätigt.

SCHLUSSFOLGERUNG

Indem die Schöpfung des Menschen biologisch-ökologisch perfekt im Rahmen der Naturgesetze erfolgte, gibt es keine ‚chronischen‘ Krankheiten, sondern in diesen Fällen nur Therapien, welche nicht im Einklang mit diesen Naturgesetzen stehen.

18. RHEUMATISCHE ARTHRITIS BEKÄMPFEN

PROBLEMSTELLUNG

Rheuma – als die häufigste Form von Arthritis – ist eine jener ‚chronischen' Autoimmun-Krankheiten, an denen allein in den USA 1,3 Millionen Menschen leiden.

Ohne konventionell-medizinischer Heilung bisher, jedoch enormen Nebenwirkungen durch chemisch-synthetische Medikamente.

Nun lernen wir von der Medizinwissenschaft in Indien – einem Land mit mehr als 1 Milliarde Einwohner, deren Gesundheit sich auf Naturmedizin (*Ayurveda*) stützt – über effiziente Antworten der Natur.

WISSENSCHAFTLICH BESTÄTIGTE ANTI-RHEUMA-DIÄT?

Gemäß Forschung am *Kalinga Institute of Industrial Technology (KIIT)* in Bhubaneswar, Indien, können Symptome rheumatischer Entzündung (wie z.B. Schmerzen, Gefühl der Steifheit, Schwellungen, etc.) auch langfristig mit Hilfe gesunder Ernährung verringert und damit auch ein Fortschreiten dieser Krankheit verlangsamt werden..

Beruhend auf verschiedenen Laboruntersuchungen konnten die Forscher mehr als 30 medizinisch wirksame Lebensmittel identifizieren, welche langfristig Substanzen vermindern, die Entzündungen hervorrufen, jedoch gleichzeitig den Körper dahingehend stärken, Giftstoffe zu eliminieren. Ohne Nebenwirkungen und wirtschaftlich vertretbar das ganze Jahr über.

Diese Lebensmittel sind u.a.

Früchte

Wie z.B.

- Blaubeeren
- Äpfel
- Pflaumen
- Weintrauben
- Mangos
- Bananen
- Granatäpfel
- Grapefruits
- Pfirsiche

Vollkorn

Wie z.B.

- Mais
- Gerste
- Hirse
- Roggen
- Breitwegerich

Cerealien

Wie z.B.

- Vollkorn-Weizenbrot
- Vollkornreis
- Haferflocken

Gewürze

Wie z.B.

- Kurkuma
- Ingwer

... zusätzlich...

Grüner Tee
Olivenöl
Fischöl
Joghurt

... und schließlich...

Probiotika

SCHLUSSFOLGERUNG

Während sich allein mehr als 1 Million US-Bürger mit konventioneller synthetischer Behandlung von Rheuma buchstäblich im Kreise drehen, wurden von der indischen Medizinwissenschaft alternative natürliche Heilmittel bestätigt – ohne Nebenwirkungen und wirtschaftlich leistbar.

19. SEHKRAFT DURCH RICHTIGE NAHRUNG UNTERSTÜTZEN

PROBLEMSTELLUNG

Richtige Ernährung ist nicht nur für Gesundheit generell entscheidend, sondern auch für unser Sehvermögen im Besonderen.

WISSENSCHAFTLICHE NAHRUNGSEMPFEHLUNG FÜR DIE SEHKRAFT

Wie wir bereits vor fast 20 Jahren von der *Age-Related Eye Disease Study (ARED)* des amerikanischen Gesundheitsministeriums sowie weiteren Forschungen gelernt haben, können bestimmte Nährstoffe unser Sehvermögen – unabhängig vom Alter – unterstützen.

Dazu gehören u.a. Mineralstoffe wie Kupfer und Zink, die Vitamine A, C, E und Betacarotin sowie die Nährstoffe Lutein und Zeaxanthin.

Nun hat die *American Optometric Association (AOA)* und die *American Academy of Ophtalmology (AAO)* als Teil der ARED-Studie 10 Nahrungsmittel wissenschaftlich bestätigt, welche die Sehkraft im täglichen Leben auf natürliche Weise und ohne Nebenwirkungen unterstützen. Selbst gegen trockene Augen, welche u.a. durch Arbeit am Computer entstehen können.

Zu diesen Lebensmitteln gehören u.a.

Fettfisch

wie Lachs, Thunfisch, Hering, Makrele, Sardinen und Sardelle, etc. durch ihren Gehalt an Omega-3 Fettsäuren.

Des weiteren sind

Grüngemüse

wie Grünkohl, Spinat, etc. nicht nur reich an augenfreundlichen Nährstoffen wie Lutein und Zeaxanthin, sondern auch an für das Sehvermögen ebenfalls wichtige Vitamin C.

Zitrusfrüchte

wie Zitronen, Orangen oder Grapefruits zeigen ähnliche Ergebnisse aufgrund ihres Gehalts an den Vitaminen C und E, welche nicht zuletzt beide gegen altersbedingte Sehprobleme schützen.

Ebenso unterstützen

Nüsse

aufgrund ihres Gehalts an Omega-3 Fettsäuren sowie an Vitamin E das Sehvermögen, auch im Alter.

Insbesondere Erdnüsse. Walnüsse, Pistazien und Paranüsse.

Gleiches gilt für

Samen

wie Leinsamen, Hanfsamen und Chiasamen aufgrund ihres hohen Gehalts an Omega-3 Fettsäuren sowie an Vitamin E.

Süßkartoffeln

sind eine weitere exzellente Quelle an Vitamin E plus Betacarotin.

Betacarotin verleiht nicht nur den

Karotten

eine orangefarbene Erscheinung, sondern ist auch für deren Gehalt an Vitamin A verantwortlich.

Ebenso sind

Eier

ein wichtiges Lebensmittel für unsere Sehkraft aufgrund ihres Gehalts an *Lutein* und *Zeaxanthin,* indem beide Nährstoffe das Risiko altersbedingter Sehprobleme lindern.

Außerdem sind sie eine sehr gute Quelle des sehkraftstärkenden Minerals Zink sowie der Vitamine C und E.

Im Übrigen ist auch

Rindfleisch

eine exzellente Quelle von Zink gegen Makuladegeneration und andere altersbedingte Augenprobleme.

Schließlich sollte man nicht darauf vergessen, genügend

Wasser

zu trinken, um Dehydrierung – und trockene Augen – zu vermeiden.

SCHLUSSFOLGERUNG

Wir sollten keineswegs auf die Vorzüge moderner Augen-Technologien vergessen wie z.B. Kontaktlinsen, Hornhautverpflanzungen oder Kataraktoperationen, welche das Augenlicht von Millionen Menschen retteten. Gleichzeitig mögen wir jedoch auch nicht übersehen, dass uns die Natur richtige Antworten gibt, wenn es darum geht, im täglichen Leben Unterstützung für unser Augenlicht zu finden – mit Hilfe natürlicher Nährstoffe und dies wissenschaftlich bestätigt.

20. KONSTIPATION LINDERN

PROBLEMSTELLUNG

Es gibt keine unvorteilhaften Naturgesetze im Rahmen unserer biologisch-ökologischen Existenz. Erscheint etwas in diesem Zusammenhang nachteilig, ist es vielfach das Ergebnis eines fehlerhaften Lebensstils.

Dies gilt auch für Konstipation, d.h. Stuhlgang weniger als 3-mal pro Woche. Verbunden vielfach mit Blähungen und Bauchschmerzen und damit zu verminderter körperlicher und mentaler Gesundheit führend.

Statistisch sind davon rd. 20 % der Bevölkerung leidend, d.h. ohne erkannter Ursache (idiopathisch) betroffen, wobei diese Ursache u.a. in einem ungesunden Lebensstil, in manchen Krankheiten und Medikationen liegen kann, oder aber auch in falscher Ernährung.

ANTWORTEN DER NATUR – WISSENSCHAFTLICH BESTÄTIGT

Aus diesem Teufelskreis hat die Natur einen Weg: U.a. mit lebenden und freundlichen Bakterien angereicherte

Probiotische Lebensmittel

wie Sauerkraut oder Joghurt welche nach wissenschaftlicher Bestätigung durch das *UZ Brussel Kinderen* in Brüssel, Belgien, selbst chronische Konstipation überwinden kann.

Ähnlich das Ergebnis mit

Prebiotischen Lebensmitteln

wie Bananen, Zwiebeln, Knoblauch, etc. gemäß Forschung u.a. an der *University of Minnesota* in St. Paul, US-Bundesstaat Minnesota.

Ballaststoffe

in der Nahrung – insbesondere *lösliche* Ballaststoffe – helfen ¾ der durch Nahrung konstipierten Bevölkerung zu einem regelmäßigen Stuhlgang.

Entsprechend Forschung u.a. an der *Queen Mary University*, sowie dem *King's College* und dem *University College* in London, Großbritannien.

Pflaumen

sind zusätzlich zu Ballaststoffen hilfreich für einen geregelten Stuhlgang, indem sie das Laxativ *Sorbitol* enthalten.

So das Forschungsergebnis an der *University of Illinois* in Chicago, US-Bundesstaat Illinois.

Nicht zu vergessen auf

Boldo

als die beerenartige Frucht aus der Anden-Region von Chile und Peru im südamerikanischen Regenwald – der ‚größten Naturapotheke der Welt'.

Beruhend auf Forschung u.a. an der *University of Chile* in Santiago, Chile, und *McMaster University* in Canada, etc.

Wenn wir über natürliche Laxative sprechen, sollten wir auch das Heilkraut

Senna

erwähnen, welches die Nerven im Darmtrakt anregt.

So die Forschung u.a. an der *Universität Regensburg* in Deutschland.

Angemessener Wasserkonsum

Ein zu niedriger Wasserkonsum ist mit für Konstipation verantwortlich. Dies gilt für Erwachsene ebenso wie für Kinder.

Wissenschaftlich bestätigt u.a. durch das *Research Institute of Child Nutrition* in Dortmund, Deutschland sowie das *Nestle Water Institute* in Vittel, Frankreich.

Demgegenüber sollte man jedoch auf zuckerhaltige Getränke verzichten, indem diese nicht nur Konstipation unterstützen, sondern für unsere Gesundheit generell unvorteilhaft sind.

Bestätigt u.a. durch die *Louisiana State University* in Baton Rouge, US-Bundesstaat Louisiana.

Schließlich unterstützt

Körperliche Bewegung

den Stuhlgang lt. Forschung u.a. an der *University of Toronto* in Canada.

Sollte man umgekehrt im Interesse eines geregelten Stuhlgangs etwas vermeiden?

Zumindest wer an Laktose Intoleranz leidet, sollte

Milchprodukte

meiden, weil dies nach wissenschaftlicher Erkenntnis u.a. der *University of Medical Sciences* in Shiraz, Iran, zu Konstipation führen kann.

SCHLUSSFOLGERUNG

Während die konventionelle Behandlung von Konstipation als ein führendes und in vielen Fällen chronisches Gesundheitsproblem bisher keine Antwort gefunden hat, bietet uns die Natur Lösungen innerhalb und außerhalb des Regenwaldes, wie in dieser wissenschaftlich gestützten Abhandlung dargestellt.

21. LANGES LEBEN DURCH GESUNDE NAHRUNG?

PROBLEMSTELLUNG

Wünschen wir uns nicht alle ein möglichst langes und gesundes Leben? Doch wie realisieren?

Wie bereits vielfach bekannt, sind die beiden Eckpfeiler eines langen und gesunden Lebens körperliche Bewegung (möglichst in frischer Luft) sowie gesunde Ernährung.

Doch welche Nahrung ist *gesund*?

Wenn man dahingehend das Internet bemüht, findet man einige ‚Denkschulen' dazu mit entsprechend Für und Wider. Deshalb ist es sinnvoll, für eine zuverlässige Antwort die Wissenschaft zu befragen.

(Salopp im Volksmund formuliert: in der Medizin gibt es 2 Arten ‚nützlicher Idioten' – jene mit geschäftlichen Interessen und jene, welche sich nach wissenschaftlichen Erkenntnissen richten...)

GESUNDE NAHRUNG – WISSENSCHAFTLICH BESTÄTIGT

Beruhend auf wissenschaftlichen Ergebnissen u.a. der amerikanischen *University of Arizona* in Tucson, US-Bundesstaat Arizona, der *University of Southern Denmark* in Odense, Dänemark, *Newcastle University* in Großbritannien, *Duke-NUS Medical School* in Singapur, der *Harvard Medical School* in Boston, US-Bundesstaat Massachusetts, sowie dem *Rush University Medical Center* in Chicago, US-Bundesstaat Illinois, sind folgende Nahrungsmittel besonders gesundheitsfördernd bzw. lebensverlängernd.

Kohlgemüse

u.a. mit den Arten Brokkoli, Rüben, Blumen-, Grün- und Rosenkohl, Blätterkohl (Bok Choy) und Radieschen, etc.

Beruhend auf ihrem Reichtum an Nährstoffen wie
* Vitaminen
  C, E, K
* Mineralstoffen
  Kalzium, Kalium, Selen

- Folsäure
  sowie
- Carotenoide wie Betacarotin, Zeaxanthin, Lutein
  und
- Senfölglykoside

Denn diese Nährstoffe sind besonders wichtig u.a. zur Regulierung von Stress und Entzündungen, Herztätigkeit, Stärkung des Denkvermögens – und selbst gegen Krebs.

Nicht zuletzt enthalten diese Gemüsesorten Ballaststoffe hilfreich zur Regelung von Blutzucker (Diabetes!) und zur Vermeidung von Übergewicht.

Eine weitere gesundheitsfördernde Nahrungsquelle sind frische

Sojabohnen

Originär aus der asiatischen Küche stammend, haben Sojabohnen auch Eingang in die westliche Ernährung gefunden. Mit Vorzügen für unsere Gesundheit wie u.a. Verlangsamung des Alterungsprozesses und selbst Minderung des Risikos bestimmter Arten von Brustkrebs (Vorsicht ist geboten bei jenen Brustkrebsarten, die mit Östrogen in Zusammenhang stehen.)

Ähnlich der Vorteil von

Tofu

hergestellt aus Sojabohnen und reich an Kalzium, Magnesium, Selen, Eisen, Phosphor, Mangan, Zink und Kupfer, etc. – was unsere Knochen und Zähne stärkt sowie als Energiespender generell dient.

Ebenso sind

Karotten

für unsere Gesundheit hilfreich, indem unser Körper das darin enthaltene Betacarotin in Vitamin A umwandelt und dies altersbedingte Makuladegeneration abwenden und gegen Krebs dienen kann.

Wilder

Lachs

wiederum hilft aufgrund seines hohen Gehalts an Omega-3 Fettsäuren gegen altersbedingten Verlust an Denkvermögen und sein Gehalt an Kalium unterstützt die Herztätigkeit.

Ein weiterer gesundheitlicher Vorzug von Lachs ist sein Selen-Gehalt zur besseren Regelung der Kehlkopfdrüse sowie des Hormon-Haushalts generell.

Auch

Zitrusfrüchte

sind nicht nur wegen ihres hohen Gehalts an entzündungshemmendem Vitamin C hervorzuheben, sondern aufgrund ihrer zahlreichen Vitamine und Mineralstoffe, welche u.a. das Herzkreislauf-System unterstützen und Übergewicht abwehren, sondern auch Krebs.

Dies wird nicht zuletzt auf der japanischen Insel Okinawa deutlich, deren Bevölkerung die höchste Lebenserwartung der Welt aufweist. Zurückzuführen auf ihren hohen Konsum an der Zitrusfrucht *Shikuwasa*.

SCHLUSSFOLGERUNG

Wer an einem langen und gesunden Leben Interesse hat, sollte sich ernährungsmäßig an der Natur orientieren – wie nicht zuletzt dieses Kapitel auszugsweise zeigt. Denn chronische Krankheiten mit vorzeitiger Todesfolge (d.h. vor einem Alter von 75 Jahren), wovon 6 von 10 Fälle chronischer Krankheiten betroffen sind, können mit Hilfe der Natur (Schwerpunkt gesunde Ernährung und körperliche Bewegung) vermieden werden.

22. GLUTENFREI – EIN IRREFÜHRENDER HYPE?

PROBLEMSTELLUNG

Rund 1 % der Bevölkerung ist von dem genetischen Autoimmun-Gesundheitsproblem *Zoeliakie (celiac disease)* betroffen. Dabei wird der Dünndarm durch *Gluten* geschädigt, ein Protein, welches sich in bestimmten Getreidesorten findet wie u.a. Weizen, Gerste, und Roggen und somit auch in jenen Nahrungsmitteln, welche daraus erzeugt werden – wie Brot, Teigwaren und andere gebackene Lebensmittel.

Wer nun zu diesen 1 % der betroffenen Bevölkerung gehört - oder eine andere Intoleranz gegenüber Gluten hat – sollte freilich von jenen Getreidearten Abstand nehmen, welche dieses Krankheitsbild verstärken.

Nun ist es modern geworden – um nicht zu sagen ein ‚Hype' – möglichst *gluten-frei* zu bleiben in dem Glauben, damit prinzipiell gesünder zu leben.

WISSENSCHAFTLICHE ERKENNTNIS

Allerdings wird dieser Glaube von der besseren Gesundheit ohne Gluten nicht durch die Wissenschaft bestätigt. So das Ergebnis der Forschung u.a. der Research Group on Celiac Disease and Digestive Immunopathology at the Instituto de Investigacion Sanitaria La Fe in Valencia, Spanien.

Diese Forschung kommt vielmehr zu der Erkenntnis, dass glutenfreies Brot erheblich mehr Lipide und saturierte Fette enthält, was das Risiko chronischer Krankheiten erhöht.

SCHLUSSFOLGERUNG

Entgegen moderner Betrachtungsweise ist glutenfreie Ernährung keineswegs generell gesund. Deshalb sollte auf diese Form unzureichender Nahrung verzichten, wer nicht mit dem Autoimmun-Problem Zoeliakie oder einer anderen Intoleranz gegenüber diesem Protein diagnostiziert ist.

23. GESUNDE NAHRUNG – WAS IST DAS?

PROBLEMSTELLUNG

Nichts einzuwenden, wenn Sie z.B. zum Frühstück nur eine Wurstsemmel essen. Wenn Sie sich anschließend bis Ende des Tages mit jenen Nährstoffen versorgen, die Ihr Körper für ein langes und gesundes Leben benötigt.

Wie bereits erwähnt, ist unser Planet Erde ein strikt auf *Naturgesetzen* beruhendes Ökosystem. Gleiches gilt für unser eigenes Leben bzw. Gesundheit.

Dem gerecht zu werden, müssen wir unserem Körper jene lebenswichtigen Nährstoffe zuführen, die er benötigt, um sein biologisch inhärentes Immunsystem bzw. Selbstheilungskraft im Interesse unseres Lebens und unserer Gesundheit zu unterstützen.

Dies individuell abgestimmt, indem jeder Mensch auf diesem Planeten einen spezifischen Stoffwechsel (Metabolismus) hat.

MEDITERRANE KOST

Allerdings gibt es dafür eine Art ‚Blaupause', welcher jeder Mensch auch individuell folgen kann, wie die internationale Medizinwissenschaft vielfach beweist: jene Form der Ernährung, welche wir vielfach in den Ländern rund um das Mittelmeer finden – jener Gegend, wo der Mensch das erste Mal vor 2 ½ Millionen Jahren die Erde betrat.

Was nun macht diese Form der Ernährung – *Mediterrane Kost* – hinsichtlich ihrer Nährstoffe so besonders?

Obwohl es einige Varianten dieser Ernährungsform gibt, sind ihre Grundnährstoffe im Prinzip gleich – wie u.a. von der *American Heart Association* bestätigt. Diese sind u.a.

- Ein hoher Gehalt an Gemüse und Früchten
- Nüsse und Körner
- Extra Natives Olivenöl
- Ballaststoffreiche Lebensmittel wie Bohnen, Kartoffel, Vollkornbrot, etc.
- Geflügel und Fisch

- Eier bis zu 4-mal pro Woche
- Wein (vor allem Rotwein wegen des darin enthaltenen Polyphenols *Resveratrol*) *(Vorsicht bei Alkoholsucht)*

WISSENSCHAFTLICHE BESTÄTIGUNG

All diese ausnahmslos wissenschaftlichen Erkenntnisse stammen u.a. von der *University of California* in Davis, US-Bundesstaat Kalifornien, der *University of Malta, University of Bordeaux*, Frankreich, sowie der *University of Granada* und dem *Hospital del Mar Medical Research Institute* in Barcelona in Spanien.

SCHLUSSFOLGERUNG

Für ein langes und gesundes Leben ist es erforderlich, den Körper mit jenen Nährstoffen zu versorgen, welche sein Immunsystem und seine Selbstheilungskraft am besten unterstützen.

Obwohl diese Nährstoffe im Einklang mit dem individuellen Stoffwechsel (Metabolismus) sein sollen, gibt es gerade in Europa eine Form der Ernährung (gewissermaßen ein „Jungbrunnen‘), welche diesem Vorbild weitestgehend übergeordnet gerecht wird: die *Mediterrane Kost.*

Auch unter Berücksichtigung der gravierendsten Krankheiten in der modernen Medizin: Herzversagen, Krebs und Diabestes.

24. VEGAN? VIELLEICHT BESSER NICHT

PROBLEMSTELLUNG

Gesunde Ernährung ist einer der Grundpfeiler eines langen und gesunden Lebens.

Aber es gibt natürlich immer ‚Gesundheitsapostel' zu allen Zeiten und in allen Gesellschaften, die es ‚besser' wissen. Indem sie oft die Notwendigkeit übersehen, Nährstoffe in vielfacher Hinsicht auszugleichen.
Dabei favorisieren einige dieser Wohlfühl-Gurus auch so manche ‚Wunder-Nahrung'.

VEGANISMUS -?

Einige dieser Gurus loben den ‚Veganismus' als die gesündeste Form der Ernährung. Unter besonderer Berücksichtigung von Gemüse und Früchten.

WISSENSCHAFTLICHE ERKENNTNISSE

Wenn wir uns die diesbezügliche Forschung an der *Ghent University* in Ghent, Belgien, betrachten, lernen wir, dass vegane Ernährung grundsätzlich weder schlecht noch falsch ist. Wohl aber defizitär an bestimmten lebenswichtigen Mineralstoffen, Vitaminen und Proteinen – trotz Dominanz von Gemüse und Früchten. U.a. an Kalzium, Zink, Proteinen hoher Qualität sowie Vitamin B-12.

Gerade auch letzteres, in einer ausgeglichenen Ernährung üblicherweise von Fleisch als Quelle stammend, ist dies ein besonderes Problem. Denn Vitamin B-12 ist für DNA-Entwicklung und Unterstützung des Nervensystems sehr wichtig, was bei Missachtung zu neurologischen Problemen und potentiell auch zum vorzeitigen Tod führen kann.

Andererseits ist Kalzium für eine lebenslange Knochendichte unverzichtbar, um so u.a. Knochenbrüche vor allem bei Senioren sowie Rachitis bei Kindern zu vermeiden.

Deshalb auch sollte man insbesondere Kinder vor allem in ihrer Entwicklungsphase nicht einer veganen Ernährung aussetzen.

SCHLUSSFOLGERUNG

Dieses Beispiel zeigt einmal mehr, dass auch im Prinzip gesunde Ernährung wie die vegane zu Mangelerscheinungen führen kann, wenn sie nicht alle wesentlichen Nährstoffe beinhaltet.

25. VITAMINE: FUNDAMENT DER GESUNDHEIT

PROBLEMSTELLUNG

Wie bereits mehrfach betont, ist unsere Gesundheit und Langlebigkeit das Spiegelbild unseres individuellen Lebensstils. Vornehmlich einer gesunden Ernährung und da wieder besonderer Vitamine.

Anders formuliert, ein Mangel bestimmter Vitamine führt zwangsläufig zu gesundheitlichen Problemen und soll daher korrigiert werden. Dazu ist ein persönliches Wissen darüber erforderlich, was eine gute Quelle für Vitamine ist und was nicht.

Bedauerlicherweise jedoch haben die meisten Bürger nicht nur einen Mangel an bestimmten lebenswichtigen Vitaminen, sondern auch einen Mangel an Wissen darüber. Ein Teufelskreis.

VITAMINREICHE NAHRUNG – WISSENSCHAFTLICH BESTÄTIGT

Daher ist es lebenswichtig zu wissen, welche Nahrung den Anspruch erheben kann, die beste Quelle für Vitamine von A bis K zu sein und mit welchem gesundheitlichen Vorteil.

Dazu gibt uns u.a. die amerikanische Gesundheitsbehörde (*National Institutes of Health – NIH*) und das U.S. Landwirtschaftsministerium (*Department of Agriculture*) eine Antwort wie folgt.

Vitamin A

Dieses Vitamin unterstützt sowohl physisch u.a. unsere Haut, die Haare, Finger-/Zehennägel sowie den Knochenbau. Es vermag sogar unser Leben zu retten, indem es Bakterien und Viren bekämpft und damit Entzündungen abwehrt.

Beste Nahrungsquellen für Vitamin A

U.a.

Früchte
- Aprikosen
- Cantaloup-Melonen

Gemüse
- Karotten
- Spinat
- Winter-Kürbis
- Grünkohl
- Blattkohl
- Süßkartoffeln

Gewürze
- Cayenne & Roter Pfeffer
- Chili
- Paprika

Vitamin B

Vitamins B-6/-9/-12 sind nicht nur lebenswichtig für die Produktion roter Blutzellen, sondern unterstützen auch unsere Gehirnaktivität, vermeiden Blutarmut und unterstützen nicht zuletzt unseren Stoffwechsel generell.

Beste Nahrungsquellen für Vitamin B-6 & 12

U.a.

- Meeresfrüchte
- Milchprodukte
- Eier
- Fisch
- Geflügel

Beste Nahrungsquellen für Vitamin B-9

U.a.

- Grünes Blattgemüse
- Geflügel
- Folsäure

Vitamin C

Dieses Vitamin – ein sehr starkes Antioxidans – ist besonders wichtig zur Unterstützung unseres Immunsystems u.a. zur Vermeidung von Infektionen, zur Wundheilung, sowie zur Stärkung des Zahnfleisches und der Zähne.

Insbesondere hilft Vitamin C gegen Krebs, wie nicht zuletzt der zweimalige Nobelpreisträger Linus Pauling – Begründer der Orthomolekularen Medizin – wissenschaftlich bestätigte.

Beste Nahrungsquellen für Vitamin C

Dies gilt insbesondere für die verschiedenen Gemüsesorten der sogenannten ‚Kohl-Familie', d.h.

- Kohl
- Brokkoli
- Rosenkohl
- Blumenkohl
- Grünkohl
- Blattkohl
- Kohlrabi
- Rüben
- etc.

Ebenso sind Zitrusfrüchte und Erdbeeren sowie auch Papaya eine exzellente Vitamin-C-Quelle.

Vitamin D

Wie Vitamin C stärkt auch Vitamin D das Immunsystem im Kampf gegen Krebs – insbesondere Dickdarmkrebs (nach wissenschaftlicher Erkenntnis u.a. des *U.S. National Cancer Institute*).

Beste Nahrungsquellen für Vitamin D

Obschon als eine Quelle für Vitamin D die Sonneneinstrahlung auf unsere Haut gilt, gibt es auch sehr gute Nahrungsquellen dafür wie

u.a.

- Meeresfrüchte (Lachs, Forelle, Wels, Austern, etc.)
- Milchprodukte
- Eier
- Shiitake Pilz

Vitamin E

Auch dieses Vitamin ist ein hervorragendes Antioxidans zum Schutz unserer Körperzellen.

<u>Beste Nahrungsquellen für Vitamin E</u>

U.a.

- Spinat
- Mandeln
- Paprika
- Sonnenblumenkerne
- Spargel
- Mangold

Vitamin K

Dieses Vitamin ist vor allem zur Blutgerinnung wichtig (um ein Verbluten bei schweren Verletzungen zu vermeiden) sowie auch zur Stärkung der Knochendichte.

<u>Beste Nahrungsquellen für Vitamin K</u>

U.a.

- Rosenkohl
- Kochsalat
- Brokkoli
- Spargel

SCHLUSSFOLGERUNG

Viele Bürger greifen zu Nahrungsergänzungsmitteln, wenn es darum geht, Gesundheit zu bewahren und ein langes Leben zu erreichen.

Man möge diesbezüglich jedoch keinen Fehler begehen: nach Erkenntnis u.a. des U.S. *Office of Dietary Supplements* kann uns nur eine gesunde und ausgewogene Ernährung am besten mit jenen lebenswichtigen Nährstoffen – einschließlich Vitaminen aus natürlichen Quellen – versorgen, die wir für eine optimale Funktion von Körper und Geist benötigen und keine ‚Ergänzungsmittel‘.

26. TÄTOWIERUNGEN GESUNDHEITSSCHÄDLICH?

PROBLEMSTELLUNG

Obwohl Tätowierungen an irgendwelchen Körperstellen in den letzten 20 Jahren modern und für rund 30 % der US-Bevölkerung zu einer Art ‚Status-Symbol' geworden sind, ist diese Demonstration der eigenen Wertschätzung für die Gesundheit nicht unproblematisch.

Aus folgenden Gründen:

Tätowieren bedeutet Punktion der Haut mit einer Nadel rund 100 mal pro Sekunde, um auf diese Weise eine synthetisch-chemische Tintenflüssigkeit (an der Außenhaut vorbei) 1,5 bis 2 Millimeter unter die Oberfläche zu transferieren, wo sie permanent bleiben soll – während sich die äußere Schicht der Haut (Epidermis) ständig erneuert.

Indem sich Nerven und Blutgefäße in der unteren Hautschicht befinden, schmerzt tätowierte Haut und neigt dazu, als eine Art natürlicher Verteidigung gegen diese ‚Verletzung' zu bluten.

An sich verbleibt die Tinte in der Haut lokal, aber ein Teil davon kann auch die Lymphknoten erreichen oder weiter entfernte Organe wie z.B. die Leber.

Erst kürzlich hat ein Arzt in München, Deutschland, eine Substanz dieser Art in der Blase eines Patienten gefunden.

In solchen Fällen besteht das Problem darin, dass diese ‚invasiven' Substanzen nicht biologisch sind und damit auch nicht bestimmt, im und vom Körper genutzt zu werden. Vielmehr sind diese Substanzen vergleichsweise jenen, welche üblicherweise als Autolack bzw. in der Druckindustrie verwendet werden.

WISSENSCHAFTLICHE ERKENNTNISSE

Indem manche dieser Tätowier-Tinten krebserregende Substanzen enthalten, wurden sie freilich auch nicht von der US-amerikanischen *Food and Drug Administration (FDA)* für den Einsatz bei Menschen befürwortet.

SCHLUSSFOLGERUNG

Wie immer wieder auch in meinen medizinischen Publikationen wissenschaftlich bestätigt, beruht unsere Existenz auf Naturgesetzen. Dies bedeutet nicht zuletzt, dass auch jede synthetische Substanz unter der Haut unseres Körpers grundsätzlich zu negativen Konsequenzen für unsere Gesundheit führt.

Synthetisch-chemische Tätowier-Tinten sind keine Ausnahme.

27. APFELESSIG - GESUNDHEITSELEXIR?

PROBLEMSTELLUNG

Beruhend auf der Tatsache, dass der Mensch – wie unser Planet die Erde generell – ein strikt von Naturgesetzen abhängiges Ökosystem ist, versorgt uns die Natur entsprechend mit lebenswichtigen Heilmitteln. Diese waren seit Jahrtausenden unseren Vorfahren bekannt – und vielfach heute auch medizinwissenschaftlich bestätigt.

Einer dieser lebenserhaltenden – und gleichzeitig auch entgiftenden – Stoffe ist Apfelessig.

Nicht nur zur Stärkung unseres Immunsystems generell, sondern auch zur Hilfe bei aktuellen Gesundheitsproblemen unserer Zeit im Besonderen. Und dies

WISSENSCHAFTLICH BESTÄTIGT

Wenn es beispielsweise darum geht, das

- **Körpergewicht**

zu verringern, indem Übergewicht vielfach die Ursache zahlreicher Gesundheitsprobleme bzw. Krankheiten ist – einschließlich Krebs.

Wissenschaftlich bestätigt u.a. an 2 namhaften medizinischen Institutionen in Schweden – der *University of Lund* und dem *Malmoe University Hospital*.
Unter besonderer Berücksichtigung der Tatsache, dass bei diesem Prozess der Gewichtsabnahme postprandial das Insulinniveau bzw. der Blutglukosewert verringert wird.

Dies ist insbesondere für Patienten mit

- **Diabetes**

von besonderer Bedeutung. Weshalb sich für diese vor allem empfiehlt, bei Nahrung reich an Kohlehydraten gleichzeitig Apfelessig einzunehmen. Insbesondere kurz vor dem Schlafengehen.

So das Forschungsergebnis u.a. an der *Arizona State University* in Mesa, US-Bundesstaat Arizona.
Ähnlich positiv ist das Ergebnis für Patienten mit überhöhtem

- **Cholesterin**

Da Apfelessig dazu beiträgt, Blutfettwerte zu reduzieren.

Dies nach wissenschaftlicher Erkenntnis an der *Mazandaran University of Medical Sciences* in Sari, Iran, und des *National University Health System* in Singapur.

WIE VIEL APFELESSIG EINNEHMEN UND WIE?

Entsprechend der oben genannten Forschungsergebnisse ist empfehlenswert, beim Abendmahl – also vor dem Schlafengehen – bis zu 2 Esslöffel Apfelessig in einem Viertel-Liter-Glas Wasser zu sich zu nehmen. Falls gewünscht, auch (z.B. mit Honig oder Apfelsaft) versüßt.

Ebenso kann der Apfelessig aber auch in eine Suppe gegeben oder mit Salatsoße versetzt werden.

ABSCHLIESSENDER RAT

Schließlich sollte beim Kauf genau darauf geachtet werden, dass dem betreffenden Apfelessig kein Fett, kein Salz und keine Kohlehydrate zugesetzt wurden bzw. dass dieses Produkt organisch, ungefiltert, nicht pasteurisiert, aber reich an Enzymen ist. Ebenso soll der Säuregrad mit ‚Mutter' 5 % sein.

28. ALKOHOL ALS GEDÄCHTNISPROBLEM?

PROBLEMSTELLUNG

Obwohl die Alzheimer'sche Krankheit als Demenz-Erkrankung bereits mehr als 5 Millionen U.S.-Bürger befiel, hat die konventionelle Medizin bisher keine Linderung und vor allem keine Heilung anzubieten.

Umso mehr erscheint es sinnvoll, so weit wie möglich Risikofaktoren zu vermeiden – zum Beispiel Alkohol?

Dieser Hinweis erscheint umso relevanter, als nach Erkenntnis der Weltgesundheits-Organisation (WHO) Alkohol für mehr als 200 Gesundheitsprobleme verantwortlich ist – verbunden mit weltweit mehr als 3 Millionen Todesfolgen

Dennoch erscheint totale Abstinenz nicht als das sprichwörtliche ‚Wort Gottes', wenn es um die Beziehung von Gedächtnisleistung und Alkoholkonsum geht. *(Vorsicht bei Alkoholsucht)*

ALKOHOLKONSUM WISSENSCHAFTLICH GESTÜTZT?

Man nehme beispielsweise die in roten Trauben (und damit auch in Rotwein) gebundene natürliche Substanz *Resveratrol.*

Dieses Polyphenol und Super-Antioxidans unterstützt nicht nur unsere Gesundheit generell, sondern unsere Gedächtnisleistung im Besonderen.

Dies ist nicht nur mitverantwortlich dafür, weshalb in den mediterranen Ländern die Alzheimer'sche Krankheit und Demenz seltener auftritt als in anderen ‚modernen' Gegenden unserer Erde, sondern die mediterranen Länder in der WHO-Statistik der weltweiten Lebenserwartung deutlich besser platziert sind als Amerika.

Nicht nur das. Nach neuesten wissenschaftlichen Erkenntnissen des *University of Rochester Medical Center (URMC)* in New York kann Alkohol an sich eine positive Wirkung auf unser Gedächtnis haben, wenn in moderaten Mengen konsumiert, d.h. täglich ca. 2 ½ Drinks.
Indem dies nicht nur unser Gehirn entgiften, sondern auch gegen Entzündungen wirken kann, welche hinter der Alzheimer'schen Krankheit und Demenz steht.

SCHLUSSFOLGERUNG

Dieses Beispiel zeigt einmal mehr, dass die Natur und ihr sprichwörtliches Königreich an natürlichen Nährstoffen im Zentrum unserer Gesundheit stehen, wenn wir davon angemessen und bescheiden Gebrauch machen. Auch in Form von Alkohol. Wissenschaftlich bestätigt. (Dies gilt nicht für Personen, die an Alkoholsucht leiden. Hier ist größte Vorsicht geboten.)

29. GEDÄCHTNIS UNTERSTÜTZEN

PROBLEMSTELLUNG

Ein hoher Anteil der Bevölkerung ist von verschiedenen Gedächtnisproblemen betroffen einschließlich 5 Millionen mit Alzheimer's als eine Form der Demenz.

Obwohl diese Krankheit bereits vor mehr als 100 Jahren von dem deutschen Psychiater Dr. Alois Alzheimer entdeckt wurde, hat die konventionelle Medizin bisher keine Lösung dagegen gefunden. Deshalb spricht man hier von ‚chronischer' Krankheit.

Dies bedeutet allerdings keineswegs, dass nicht die Natur als biologisch-ökologisches Phänomen keine Antwort hat.

WISSENSCHAFTLICH BESTÄTIGTE ANTWORTEN DER NATUR

Kakao

Gemäß Forschung an der italienischen *University of L'Aquila* können Kakaoflavanole, welche sich im Kakaopulver und in dunkler Schokolade finden, selbst kurzfristig innerhalb von wenigen Stunden als Gedächtnisstütze dienen bzw. Gedächtnisabbau vermeiden. Indem diese Kakaoflavanole als Antioxidans eine Schädigung der Gehirnzellen durch oxidativen Stress vermeiden.

Dabei bestätigte einer dieser italienischen Studien, dass sich das Arbeitsgedächtnis junger Erwachsener innerhalb von 2 Stunden verbesserte, nachdem sie 773 mg an Kakaoflavanolen zu sich genommen hatten.

Den größten Vorteil der Kakaoflavanole fanden die Forscher im Sinne verbesserter Aufmerksamkeit, Arbeitsgedächtnis und verbaler Flüssigkeit bei regelmäßiger Einnahme von Kakaoflavanolen über einen Zeitraum bis zu 3 Monaten.

Mit zusätzlich einem positiven Effekt auf die Herz-Kreislauf-Funktion generell.

Olivenöl

Wenn es um gesunde Ernährung geht, steht *Mediterrane Kost* stets im Vordergrund. Mit Olivenöl als eines ihrer Hauptkomponenten. Zur Unterstützung unserer Gesundheit und als Mittel gegen zahlreiche gesundheitliche Probleme, einschließlich Unterstützung unserer Gedächtnisleistung.

Selbst Alzheimer's kann nach wissenschaftlicher Erkenntnis der *Temple University School of Medicine* in Philadelphia, US-Bundesstaat Pennsylvania, potentiell durch Olivenöl verhindert und sogar geheilt werden.

Eine weitere natürliche Möglichkeit für eine verbesserte Gedächtnisleistung wurde durch Forschung in Großbritannien an der *Coventry University* und der *University of Oxford* bei Studienteilnehmern im fortgeschrittenen Alter (50-83 / Durchschnitt 62) erkannt:

Sex

mindestens einmal pro Woche.

Ergänzt durch andere körperliche Aktivitäten und Sozialkontakte als komplexes Spiegelbild unserer biologischen, körperlichen, emotionalen und sozialen Interaktionen unseres Lebens.

SCHLUSSFOLGERUNG

Dieses Beispiel zeigt einmal mehr – wissenschaftlich bestätigt – dass der Mensch kein künstliches oder technisches Phänomen ist, sondern Teil des komplexen, streng auf Naturgesetzen beruhenden ökologischen Systems unseres Planeten. Unter besonderer Berücksichtigung unserer Gedächtnisleistung.

30. ALZHEIMER'S LINDERN

PROBLEMSTELLUNG

Alzheimer's ist insofern ein (bisher ungelöstes) 'historisches' Gesundheitsproblem, als dieses zum ersten mal 1906 (also vor mehr als einem Jahrhundert) von dem deutschen Arzt Dr. Alois Alzheimer (1864-1915) bei seiner Patientin Auguste Deter (als eine Form von Demenz) diagnostiziert wurde.

Seit dem hat die konventionelle Medizin keine Lösung gefunden. Vielmehr ist diese Krankheit zum ‚Teufelskreis' für jene entartet, welche davon betroffen sind.

Dies kann sich allerdings zum positiven wenden, wenn wir uns näher die heilspezifischen Möglichkeiten der Natur ansehen.

AKTUELLE WISSENSCHAFTLICHE ERKENNTNIS

2008 hat Forschung an der renommierten amerikanischen *University of California* in Irvine, US-Bundesstaat Kalifornien ergeben, dass *niconamide riboside (NR)* als natürliche Form von Vitamin B-3 Gedächtnisschwund wie bei Alzheimer's umkehren kann.

Dies wurde jetzt aktuell auch vom *National Institute on Aging's Laboratory of Molecular Gerontology* als Abteilung des US-amerikanischen Gesundheitsministeriums bestätigt.

Obwohl diese wissenschaftliche Erkenntnis von einer Studie mit Mäusen stammt, ist sie doch mehr als ermutigend. Indem sich das Denkvermögen der (gentechnisch in Richtung Alzheimer's manipulierten) Mäuse in nur 3 Monaten normalisierte, nachdem sie mit Vitamin B-3 angereichertes Wasser getrunken hatten. Und dies ohne schädlicher Nebenwirkungen.

SCHLUSSFOLGERUNG

Obwohl weitere Forschung zu dieser Thematik empfehlenswert ist, zeigen auch diese Ergebnisse, dass es wohl keine ‚chronische' Krankheit gibt, für welche die Natur keine Antwort hat, seit der Mensch vor 2 ½ Millionen Jahren unseren Planeten Erde betreten hat.

31. GRIPPEABWEHR MIT IMMUNSYSTEM

PROBLEMSTELLUNG

Wie bereits mehrfach in meinen medizinischen Publikationen betont, können pharmazeutische Medikamente Krankheiten weder vermeiden noch heilen.

Dies vermag nur unser Körper selbst, wenn wir ihn dazu mit den entsprechenden natürlichen Nährstoffen und Heilmitteln versorgen.

Beruhend auf der Tatsache, dass nicht nur unser Planet Erde ein streng auf Naturgesetzen beruht, sondern das gleiche auch für sämtliche Lebewesen (Tiere, Pflanzen – und Mensch) gilt.

So wie der griechische Arzt und Philosoph der Antike *Hippokrates* bereits vor mehr als 2 ½ tausend Jahren formulierte: *„Der Arzt behandelt, aber es heilt die Natur.“*

Deshalb beträgt die Chance, die Grippe mit Hilfe einer vermeintlich vorbeugenden pharmazeutischen Impfung zu vermeiden, bestenfalls 60 %. Verbunden mit mehr als 700.000 Einweisungen ins Krankenhaus und 50.000 Todesfällen. Jedes Jahr.

Hier stellt sich die Frage, was uns die Natur anbietet, um diese infektiöse Krankheit erfolgreich abzuwenden.

Grundsätzlich eignet sich unser Immunsystem als beste Waffe der Natur gegen jede Form von Infektion – Grippe keine Ausnahme. Vorausgesetzt, wir stärken unser Immunsystem entsprechend auf natürliche Weise.

NATÜRLICHE STÄRKUNG DES IMMUNSYSTEMS

Dazu bietet sich u.a. an:

- Gesunde ausgeglichene Ernährung reich an Früchten und Gemüse (Veganismus ist nicht erforderlich);
- Durchschnittlich 8 Stunden Schlaf pro Nacht
- Regelmäßig körperliche Bewegung
- Kein Übergewicht
- Vermeidung von Stress
- Nicht rauchen

ZUSÄTZLICHE STÄRKUNG DES IMMUNSYSTEMS

Ergänzend empfiehlt die Medizinwissenschaft u.a. folgende natürliche Stoffe:

Flavonoide

Diese Pflanzen-Nährstoffe sind hilfreich bei der Kontrolle der immunologischen Abwehrreaktion und Schutz gegen schwere Grippeinfektionen. Zu finden sind sie in den meisten Früchten und Gemüsesorten – insbesondere in Blaubeeren, schwarzem Tee und Rotwein *(Vorsicht bei Alkoholsucht)*, etc.

Wissenschaftlich gestützt u.a. auf Forschung an der *Washington University School of Medicine* in St. Louis, US-Bundesstaat Missouri sowie an der *St. Petersburg National Research University* im russischen St. Petersburg.

Lactobacillus brevis

Gebunden in fermentierten Lebensmitteln wie Joghurt, etc.

Lt. Forschung u.a. am *Hopkirk Research Institute* des *Grasslands Research Centre* in Palmerston North, Neuseeland.

Die wohl stärkste Stütze des Immunsystems ist

Vitamin D

Entsprechend weltweiter Forschungsergebnisse mit 11.000 Probanden im Alter von bis 95 Jahre an folgenden renommierten Universitäten:

➢ *Harvard School of Public Health* in Boston, US-Bundesstaat Massachusetts
➢ *Queen Mary University* of London, Großbritannien
➢ *Winthrop University Hospital* in Mineola, US-Bundesstaat New York
➢ *Karolinska Institutet* in Stockholm, Schweden
➢ *Universita degli Studi di Milano* in Mailand, Italien
➢ *Edmond and Lily Safra Children's Hospital* in Tel Hashomer, Israel
➢ *University of Colorado School of Medicine* in Aurora, US-Bundesstaat Colorado

- ➢ *McMaster University* in Hamilton, Ontario, Canada
- ➢ *University of Auckland*, Neuseeland
- ➢ *Universitair Ziekenhuis* in Leuven, Belgien
- ➢ *University of Tampere*, Finnland
- ➢ *University of Birmingham*, Großbritannien
- ➢ *Pennsylvania State University* in Hershey, US-Bundesstaat Pennsylvania
- ➢ *University of Otago*, Neuseeland
- ➢ *Geisel School of Medicine of Dartmouth* in Lebanon, US-Bundesstaat New Hampshire
- ➢ *University of Tasmania* in Hobart, Australien
- ➢ *Medical University of Lodz* in Lodz, Polen
- ➢ *University of Delhi* in New Delhi, Indien
- ➢ *Jikei University of Medicine* in Tokyo, Japan

SCHLUSSFOLGERUNG

Wenn es darum geht, Krankheiten abzuwenden bzw. zu heilen, ist unser Immunsystem lebenswichtig. Dies gilt auch im Falle von Grippe – wie dieses Kapitel zeigt.

32. SEXUELLE DYSTROPHY?

PROBLEMSTELLUNG

Eine sexuelle Dystrophy können in beiden Geschlechtern aus verschiedenen Gründen auftreten – nicht nur physisch, sondern vor allem auch emotional.

Gemäß Forschung u.a. an der *University of Colorado,* der *Loma Linda University* in Loma Linda, Kalifornien, der *Columbia University* in New York sowie des *Denver Health Medical Center* in Colorado sind allein 40 % des weiblichen Geschlechts davon betroffen und 30 % der Männer in Form von Erektionsstörungen. Letzteres auch vom amerikanischen Gesundheitsministerium wissenschaftlich bestätigt.

Eine der wesentlichen möglichen Gründe bei den Damen ist eine konventionelle gynäkologische Krebsbehandlung mit Operation sowie Chemo- und/oder Strahlentherapie. Dies zeigen fast 90.000 Diagnosen jährlich vornehmlich bei jüngeren Frauen und solchen vor Beginn der Wechseljahre. Insbesondere bei Eierstock-/Gebärmutter-/Vulva-/Scheiden- oder Gebärmutterhalskrebs.

ANTWORT DER NATUR – WISSENSCHAFTLICH BESTÄTIGT

Dazu bietet uns die Natur aus ihrem Reichtum an Heilkräutern u.a.

Bockshornklee
(Botanischerl Name: Trigonella foenum-graecum)

Kann nach wissenschaftlicher Forschung der australischen U*niversities of Sydney, Queensland,* und *Southern Queensland* der weiblichen Potenzstörung entgegenwirken.

Wissenschaftlich validiert am berühmten *Memorial Sloan Kettering Cancer Center* in New York.

Empfohlene Tagesdosis bis 2000 mg in 3 Teilen.

Ebenso können Heilkräuter aus dem südamerikanischen *Regenwald* bei beiden Geschlechtern einen positiven Effekt auf sexuelle Dystrophy haben. So z.B. unterstützt

Muira puama
(Botanischer Name: Ptychopetalum olacoides)

das im Volksmunds auch als *Potenzholz* bezeichnet wird, sexuelle Funktion gemäß Forschung an der *University of Washington* in Seattle, US-Bundesstaat Washington sowie (insbesondere bei Erektionsstörung) wissenschaftlich bestätigt durch das *Morgagni-Pierantoni Hospital* in Forli, Italien.

Als Dosis wird dabei empfohlen, einen Teelöffel der Rinde pro Tasse Wasser für 15 Minuten aufzukochen und pro Tage ½ bis 1 Tasse zu sich zu nehmen.

Ein weiteres vielversprechendes Heilkraut aus dem südamerikanischen *Regenwald* zur Unterstützung sexueller Leistung ist

Maca
(Botanischer Name: Lepidium meyenii)

Beruhend auf Forschung der *Shin Medical & Aesthetic Clinic* in Torrance, Kalifornien.

Empfohlene Tagesdosis 5-20 g, wobei man 2 Teelöffel getrocknetes Wurzelpulver in Saft oder Wasser rühren kann.

Zusätzlich empfiehlt die renommierte amerikanische *Mayo Clinic* noch folgende erfolgversprechende Modalitäten:

Akupunktur

insbesondere in Fällen sexuell bedingter Schmerzen.

Des weiteren

Yoga

Indem bestimmte Übungen dieser Art sexuelle Energie des Körpers zu kanalisieren vermag.

Auch kann

Entspannung
vor allem als eine Form des

Stress-Abbaus

helfen, ebenso wie reguläre

Körperliche Bewegung

in frischer Luft.

SCHLUSSFOLGERUNG

Es gibt viele verschiedene Ursachen einer sexuellen Funktionsstörung in beiden Geschlechtern – physisch und noch mehr emotional bedingt. Allerdings – dies die gute Nachricht – bietet uns die Natur dafür viele Antworten, wie man in diesem Kapitel lernen kann.

33. HANF – MARIJUANA'S BIBLISCHER COUSIN

PROBLEMSTELLUNG

Während Marijuana seit geraumer Zeit im Volksmund als Naturheilmittel gelobt wird, steht Hanf als dessen botanischer ‚Cousin' gewissermaßen mit dem ‚Rücken zur Wand'.

Gerade wegen dieser botanischen Verwandtschaft beider wird Hanf aufgrund der psychoaktiven Charakteristika von Marijuana von der konventionellen Medizin weitgehend abgelehnt. Fast eine ‚Familienfehde'.

Obwohl Hanf bereits seit Jahrtausenden – auch in der Bibel – wegen seiner gesundheitlichen Vorzüge gelobt und heute nach neuesten medizinwissenschaftlichen Erkenntnissen bestätigt wird.

NEUE MEDIZINWISSENSCHAFTLICHE BESTÄTIGUNG

Diese medizinwissenschaftliche Bestätigung kommt u.a. vom renommierten *Sullivan University College of Pharmacy* in Louisville, US-Bundesstaat Kentucky, dessen Forschungsschwerpunkt der Wert von Hanf gegen Krebs ist.

Wobei der Wert von Hanf u.a. darin besteht, dass er als Naturarznei Metastasen von Eierstockkrebs blockiert, indem er das Zytokin *Interleukin IL-1* außer Kraft setzt, welches dafür bekannt ist, eine krebsspezifische Entzündung sowie die Wanderung von Krebszellen zu unterstützen. Und dies ohne Giftigkeit wie bei den pharmazeutischen Krebsmedikamenten.

Dies haben die Forscher des *Sullivan University College of Pharmacy* wie folgt auf den Punkt gebracht:

"Nach diesen von uns erforschten Daten hat Hanf erhebliche antimetastatische Eigenschaften bei Eierstockkrebs."

SCHLUSSFOLGERUNG

Dieses Beispiel wirkt nicht nur 'revolutionär' angesichts des von dem damaligen US-Präsident Nixon 1971 erklärten und bisher gescheiterten ‚Krieg gegen den Krebs' (War on Cancer). Sondern es zeigt einmal mehr, dass uns allein die *Natur* gesund bewahren kann.

34. DIE KIRCHE – EIN JUNGBRUNNEN?

PROBLEMSTELLUNG

Unsere Gesundheit und Wohlbefinden beruht nicht nur auf unserer körperlichen Verfassung. Vielmehr spielt hier auch unsere mentale Leistungsfähigkeit eine Rolle.

WISSENSCHAFTLICHE ERKENNTNIS

Nach medizinwissenschaftlicher Forschung an der *Emory Rollins School of Public Health* in Atlanta, US-Bundesstaat Georgia, bestätigt auch durch Forschung an der *University of Michigan* in Ann Arbor, US-Bundesstaat Michigan, ist Gesundheit und Langlebigkeit auch in der jeweiligen Beziehung zur Kirche zu sehen – unabhängig von einem bestimmten Glaubensbekenntnis.

Dies gilt nach dieser wissenschaftlichen Erkenntnis zumindest für das fortgeschrittene Alter.

Nicht nur durch Teilnahme am Sonntagsgottesdienst, sondern bei kirchlichen Veranstaltungen generell – einschließlich Beerdigungen.

Durch Teilnahme an solchen kirchlichen Zeremonien wenigstens einmal pro Woche – so das Ergebnis der betreffenden Forschung – wäre das vorzeitige Todesrisiko um 40 % geringer als bei jenen, die kirchlichen Veranstaltungen generell entsagen.

Obwohl diese Forschungsergebnisse auf wissenschaftlicher Beobachtung beruhen und keiner Messung, spielen in diesen Fällen Faktoren der jeweiligen Lebensweise generell eine diesbezügliche Rolle. Indem jene mit engerer Bindung an ihre Kirche in der Regel gesünder leben. Vielfach als Nichtraucher sowie durch geringeren Alkoholkonsum.

Ebenso kann freiwilliger Dienst in der einen oder anderen Weise für Mitglieder der Kirche als Teil eines sozialen Engagements und eigener Identität eine positive Rolle für die eigene Gesundheit und Lebenserwartung spielen.

SCHLUSSFOLGERUNG

Diese Forschungsergebnisse demonstrieren einmal mehr, dass die
individuelle Lebensweise eine wesentliche Rolle für die Gesundheit und
Lebenserwartung spielt. Nicht zuletzt unter Einbindung kirchlicher
Zeremonien.

35. KREBSTHERAPIE & NATURMEDIZIN

BIOLOGISCHE FAKTEN

Unser Planet Erde ist ein zu 100 % perfekt organisiertes und strikt auf Naturgesetzen beruhendes Ökosystem.

In Konsequenz dessen hängt die Existenz sämtlicher Lebewesen auf unserem Globus – Tiere, Pflanzen und der Mensch – von den gleichen Naturgesetzen ab.

Man nehme als Beispiel zum Vergleich jene Milliarden von Wildtieren im Regenwald rund um den Erdball, der nicht zuletzt im Volksmund als die ‚größte Naturapotheke der Welt' bezeichnet wird.

Haben bzw. benötigen diese Wildtiere einen Arzt? Keineswegs – dafür gibt es die Natur mit ihren ewigen Gesetzen. Nur ein Beispiel: die Lebenserwartung von Schildkröten beträgt 200 Jahre – ohne irgendeiner Form von ‚Gesundheitssystem'.

Umkehrschluss für die Menschheit: unsere Gesundheit bzw. Heilung von Krankheit beruht auf unserem natürlichen *Immunsystem* bzw. der *Selbstheilungskraft* unseres Körpers. Dies erfordert einen streng natürlichen Lebensstil sowie Naturheilmittel zur erfolgreichen Heilung jeder Art von Krankheit.

Denn chemisch-synthetische Medikamente schwächen ausnahmslos das Immunsystem bzw. stören das Gleichgewicht der körperlichen Selbstheilungskraft – verbunden mit erheblichen Nebenwirkungen anstatt einer Heilung.

Dies gilt im besonderen Masse für die konventionell-onkologische Krebsbehandlung mit Chemotherapie und Bestrahlung, welche zu gefährlichen Nebenwirkungen führt – aber zu keiner Heilung.

Indem diese Nebenwirkungen üblicherweise wieder mit synthetischen Mitteln behandelt werden anstatt mit Naturheilmitteln beruhend auf den biologischen Fakten, ist der sprichwörtliche Teufelskreis perfekt.

WEG AUS DEM TEUFELSKREIS – WISSENSCHAFTLICH BESTÄTIGT

Um diesem Weg aus dem Teufelskreis gerecht zu werden, wurde das wissenschaftlich dokumentierte Buch

> ➢ KREBSTHERAPIE & NATURMEDIZIN
> (Autor Dr. Mark Fritz, ISBN: 0692854584)

verfasst, um aufzuzeigen, wie man diese Nebenwirkungen der Chemo- und Strahlentherapie auf natürliche Weise überkommen kann.

Dies mit Hilfe von mehr als 200 Naturheilmitteln, wissenschaftlich durch mehr als 400 (im Buch alphabetisch aufgelisteten) medizinischen Universitäten und Forschungsanstalten bestätigt.

Trotz des wissenschaftlichen Schwerpunktes ist dieses Buch gut überschaubar und auch für den Laien verständlich verfasst.

Dazu ein

ABSCHLIESSENDER RAT

für den betroffenen Patienten entnommen dem

Harvard University Health Letter
(Band 32/Nummer 6/April 2007)

"Patient, manage Dich selbst."

36. MARIENDISTEL: HEIL- ODER UNKRAUT?

PROBLEMSTELLUNG

So wie unser Planet Erde ein strikt auf Naturgesetzen beruhendes Ökosystem ist, gilt dies auch für alle Lebewesen auf diesem Planeten (Tier, Pflanzen – und Menschen).

Daher kann kein pharmazeutisches Medikament eine Krankheit heilen. Sondern nur unser natürliches biologisches Immunsystem sowie die natürliche Selbstheilungskraft unseres Körpers. Und dies ausschließlich mit Hilfe natürlicher Heilmittel und -verfahren. Vorrangig mit *Heilkräutern.*

Welche Heilkräuter? Tatsächlich gibt es auf unserer Erde ein unbegrenztes Potential verschiedenster Heilkräuter, seit der Mensch die Erde vor 2 ½ Millionen Jahren betrat.

BIBLISCHE DOKUMENTATION

Deshalb ist es nicht verwunderlich, dass manche dieser Heilkräuter bereits vor 2000 Jahren in der Bibel dokumentiert sind. Wie z.B. die *Mariendistel.* U.a. in Genesis 3:18, Hosea 10:8 und Chronik 25:18.

ZEITGENÖSSISCHE WISSENSCHAFTLICHE BESTÄTIGUNG

Diese biblische Dokumentation hat nicht zuletzt eine umfassende wissenschaftliche Bestätigung an namhaften medizinischen Universitäten und anderen Forschungsstätten auch in unserer modernen Zeit gefunden.

So auch für die Mariendistel, beruhend auf dessen medizinisch aktivem Bestandteil *Silymarin.*

U.a. für

Leberprobleme

Insbesondere bei Zirrhose, Hepatitis und Gelbsucht, etc.

Wissenschaftlich bestätigt z.B. an der chinesischen *Tianjin Medical University.*

Ebenso fand die Mariendistel wissenschaftliche Anerkennung als natürliches Mittel gegen

Diabetes

u.a. an der gleichen chinesischen *Tianjin Medical University,* in Kooperation mit *The Affiliated Hospital of Chinese People's Armed Police Force* am selben Ort, indem Mariendistel die Insulin-Resistenz reduziert.

Ähnliche Forschungsergebnisse bestätigt das *Academic Center for Education, Culture and Research* in Teheran, Iran.

Die beiden vorgenannten chinesischen medizinischen Institutionen in Tianjin bestätigten im Übrigen auch, dass Mariendistel hilft, das sogenannte ‚schlechte' (LDL)

Cholesterin

zu senken.

Ebenso bewies die Forschung an der gleichen *Tianjin Medical University* an sich und in Kooperation mit *The Affiliated Hospital of Chinese People's Armed Police Force Medical College* in Tianjin, dass Mariendistel

Körpergewicht

zu reduzieren vermag.

Andererseits kam die Forschung an der chinesischen *Guangdong University of Technology* in Guangzhou zu dem Ergebnis, dass Mariendistel auf Entzündungen beruhende

Hautkrankheiten

lindern und sogar verhindern kann.

Nicht nur das, gemäß Forschung an der koreanischen *Chonbuk National University* in Jeonju, kann Mariendistel

Asthma

in Fällen allergischer Atemwegsentzündungen lindern.

Knochenabbau

verursacht durch Östrogenmangel entgegenzuwirken, ist gemäß Forschung an der koreanischen *Hallym University* in Kangwon-do ein weiterer gesundheitlicher Vorzug von Mariendistel.

Ebenso dessen positive Wirkung bei

Alzheimer's

beruhend auf dem Forschungsergebnis des *Buck Institute for Aging Research* in Novato, US-Bundesstaat Kalifornien.

Nicht zu übersehen die Hilfe von Mariendistel bei

Krebs

indem es lt. Forschung an der *University of Colorado* in Aurora, US-Bundesstaat Colorado, das Wachstum von Dickdarmkrebs hemmen kann.

Schließlich – um Mariendistel's umfassenden Reichtum für unsere Gesundheit abzurunden – liegt dessen besonderer Vorzug darin, jene natürliche Kraft unseres Daseins zu stärken, welche für unsere Gesundheit generell und Abwehr von Krankheiten die zentrale Rolle einnimmt: unser

Immunsystem

Wissenschaftlich bestätigt u.a. durch Forschung an der *Islamic Azad University* in Iran's Hauptstadt Teheran.

SCHLUSSFOLGERUNG

Während viele von uns einen Unterschied zwischen Heil- und Unkräutern gelernt haben mögen, sollten wir nicht die ökologische Tatsache übersehen, dass es auf unserem Planeten Erde keine *Un*kräuter im sprichwörtlichen ‚Königreich der Kräuter' gibt.

Stattdessen jedoch eine unzureichende Kenntnis über medizinische Heilkräuter.

Dies zeigt auf dramatische Weise eine kürzlich erfolgte große Befragung von Ärzten und Apothekern hinsichtlich ihrer Kompetenz im Bereich von Heilkräutern durch die internationale medizinische Fachzeitschrift *Drug and Therapeutics Bulletin (DTB)*. Nur 3 % bestätigten eine solche

Kompetenz – 97 % verneinten diese. (Weil nicht Gegenstand ihrer Ausbildung.)

Deshalb ist es gewissermaßen *lebens*wichtig, sich im Interesse der eigenen Gesundheit mit dem Thema *Heilkräuter* zu befassen. Wo auch die Mariendistel einen hohen gesundheitlichen Wert besitzt.

37. FLUCHT VOR DER KÄLTE?

PROBLEMSTELLUNG

Viele flüchten im Winter vor der Kälte in den warmen Süden, um vermeintlich ihre Gesundheit zu retten.

Diese Entscheidung ist bei genauer Betrachtung allerdings nicht biologisch gerechtfertigt. Denn indem nicht nur unsere Erde an sich ein perfektes, streng auf Naturgesetzen beruhendes Ökosystem ist, sondern auch jedes Lebewesen auf diesem Planeten, machen die 4 Jahreszeiten absolut Sinn. Auch in Bezug auf unsere Gesundheit, welche – wie jeder Aspekt unseres Lebens – der ‚inneren Uhr‘, also dem *Schlaf-Wach-Rhythmus* unterliegt.

Dies bedeutet, dass unterschiedliche Temperaturen - im positiven Sinne - verschiedene Auswirkungen auf unsere Gesundheit haben.

WISSENSCHAFTLICHER NACHWEIS

Nehmen wir als Beispiel unseren täglichen

Schlaf

Wenn unser Wach-Schlaf-Rhythmus künstlich gestört wird, kann dies zu verschiedenen Krankheiten führen.

Indem generelle Schlaflosigkeit und andere Schlafprobleme nicht nur eine negative Wirkung auf unsere Gehirnfunktion haben, sondern aufgrund der komplexen biologischen Veranlagung unseres Körpers selbst zu Nierenerkrankungen oder Diabetes führen können.

Dies lässt sich allerdings dadurch regeln, dass der Kopf von einer Außen-Temperatur zwischen 15 und 19 Grad Celsius (60-67 Grad Fahrenheit) umgeben ist – was zu einem besseren Nachtschlaf führt.

So die Forschungsergebnisse u.a. an der *University of Pittsburgh* im US-Bundesstaat Pennsylvania, der *Rush University* in Chicago, US-Bundesstaat Illinois, sowie an der *University of Lille* in Lille, Frankreich.

Appetitanregung

Gemäß einer anderen Studie von der *University of Massachusetts* in Worcester, US-Bundesstaat Massachusetts, wirkt eine kühlere Umgebungstemperatur appetitanregend.

Ähnlich das Forschungsergebnis an der britischen *Loughborough University,* demzufolge Bewegung in frischer Luft bei kühleren Temperaturen das Hungergefühl anregt.

Gewichtsmanagement

Allerdings muss mehr Appetit bzw. ein gesteigertes Hungergefühl keineswegs ein erhöhtes Körpergewicht bedeuten.

Jedenfalls nicht bei kühleren Temperaturen, indem der Körper biologisch Fett aus seinen Reserven „verbrennt", um so Wärme zu erzeugen. So das Forschungsergebnis an der kanadischen *University of Laval* in Quebec City.

Nicht zuletzt bestätigt das amerikanische Gesundheitsministerium, dass 15 Minuten frösteln in kühler Umgebung gewichtsmäßig den gleichen Effekt hat wie eine Stunde körperliche Bewegung.

Schmerz- & Entzündungshemmung

Beruhend auf Forschung der namhaften amerikanischen *Johns Hopkins University* in Baltimore, US-Bundesstaat Maryland, werden Schmerzen und Entzündungen in kühlerer Umgebung gelindert.

SCHLUSSFOLGERUNG

Für Nicht-Wintersportler kann ein warmes Klima mit ganzjährigem Sonnenschein durchaus eine Verlockung sein. Allerdings möge man dies hinsichtlich Auswirkung auf die Gesundheit nicht trivialisieren.

38. JUNG UND GLATZE? ACHTE AUF'S HERZ!

PROBLEMSTELLUNG

Emotionale Fitness ist gewiss eine der wesentlichen Voraussetzungen für ein gesundes Leben.

Gleichwohl mögen wir nicht unterschätzen, dass unser Körper eine komplex-biologische Einheit mit positiven und negativen Korrelationen ist. Nicht zuletzt solchen, von denen man kaum hört.

Wie z.B. dem Zusammenhang von Alter und Kahlköpfigkeit. Dabei ist nicht gemeint, dass Männer mit zunehmendem Alter Haare verlieren – das ist nicht ungewöhnlich. Sondern vielmehr, wenn z.B. junge Männer kahl werden – und dies mit Konsequenzen für Ihre Gesundheit und Lebenserwartung.

NEUE WISSENSCHAFTLICHE ERKENNTNISSE

Die meisten haben wohl bereits davon gehört, dass solche Risikofaktoren wie u.a. hoher Blutdruck, Rauchen, Übergewicht und körperliche Inaktivität koronararterielle Erkrankungen hervorrufen kann, in vielen Fällen als führende Ursache vorzeitigen Todes.

Nun aber erfahren wir von neuen – ‚revolutionären' – wissenschaftlichen Erkenntnissen, wonach vorzeitiger männlicher Haarausfall und Ergrauen ebenfalls mit koronararterieller Erkrankung verbunden sein kann.

Dies zeigt eine neue Studie des *U.N. Mehta Institute of Cardiology and Research Center* im indischen Ahmedabad, gestützt auf Elektrokardiogramm, Echokardiogramm, Koronarangiogramm und Bluttests.

Dabei haben die Ergebnisse gezeigt, dass fast die Hälfte (49 %) der Teilnehmer mit Herzproblemen unter 40 Jahren vorzeitigen männlichen Haarausfall und Ergrauen hatten – aber nur 27 % von den Gesunden.

Dies zeigt, dass nach Erkenntnis der Forscher, das vorzeitiger männlicher Haarausfall und Ergrauen das Risiko koronararterieller Erkrankung um nicht weniger als das 5,6-fache erhöht. Dies ist dramatischer als das 4-fach höhere Risiko von Herzkrankheiten durch Übergewicht.

SCHLUSSFOLGERUNG

Diese neue wissenschaftliche Erkenntnis lehrt uns zu unterscheiden
zwischen *chronologischem* and **biologischem** Alter, wenn es darum geht,
Krankheiten zu diagnostizieren und zu behandeln – insbesondere bei
Herz-Kreislauf-Risiko.

ABSCHLIESSENDER RAT

Von vorzeitigem Haarausfall und Ergrauen betroffene Männer mögen in
ihren Lebensgewohnheiten besonders auf gesunde Ernährung und
körperliche Aktivität achten – jene 2 Eckpfeiler, auf denen unsere
Gesundheit und Langlebigkeit steht. Siehe auch die Kapitel 23 und 50.

39. GREEN, GREEN GRASS OF HOME?

PROBLEMSTELLUNG

Viele mögen das amerikanische Western-Lied *"Green green grass of home..."* kennen, vorgetragen von weltberühmten Sängern wie Elvis Presley, Tom Jones, Porter Wagoner, Johnny Cash, etc. Eine ans Herz gehende Hymne über Heimweh, das wir wohl alle irgendwann mal empfinden – nicht wahr?

Aber hinter der Sehnsucht nach grüner Umgebung steht mehr als nur Heimweh. Tatsächlich gründet unser Leben an sich bzw. unsere Lebenserwartung auf einer grünen Umwelt.

WISSENSCHAFTLICHE BESTÄTIGUNG

So haben beispielsweise Frauen, welche von grüner Vegetation (wie Bäume, Pflanzen, Sträucher, etc.) umgeben sind, eine um 12 % niedrigere Sterblichkeitsrate gegenüber jenen Geschlechtsgenossinnen, welche über dieses natürliche Ambiente nicht verfügen.

Beruhend auf dem Forschungsergebnis der *Harvard T.H. Chan School of Public Health* in Kooperation mit dem *Brigham and Women's Hospital* – beide in Boston, US-Bundesstaat Massachusetts – unter Teilnahme von mehr als 100.000 Landfrauen. Finanziert durch das US-amerikanische Gesundheitsministerium.

Ausgedrückt in statistischen Werten waren in diesem in die Natur eingebetteten Untersuchungssegment 34 % weniger Todesfälle durch Atemversagen, 41 % weniger durch Nierenversagen und 13 % weniger Krebsfälle zu verzeichnen im Vergleich zu Gegenden ohne Anbindung an die Natur.

LEBENSRETTENDE BELOHNUNG DER NATUR

Hier stellt sich die Frage, welche Kräfte der Natur im Einklang mit ihrem grünem Ambiente in dieser Richtung positiv wirken.

Dies ist außer einer mentalen Unterstützung körperliche Bewegung in frischer Luft und weniger gesundheitsschädliche Luftverschmutzung. Um die wichtigsten Faktoren zu nennen.

SCHLUSSFOLGERUNG

Das amerikanische Western-Lied *"Green green grass of home..."* ist gewiss eine ans Herz gehende Hymne über Heimweh. Aber hinter der Sehnsucht nach grüner Umgebung steht mehr als nur Heimweh – unsere Gesundheit und Lebenserwartung, wie die neuzeitliche Medizinwissenschaft bewiesen hat.

40. OPA/OMA VERANTWORTLICH FÜR GESUNDHEIT DER ENKEL?

PROBLEMSTELLUNG

Lieben wir nicht alle unsere Enkel und wünschen ihnen das beste? Leider jedoch sind nicht immer alle diese Wünsche im Sinne langfristiger Gesundheit abgesichert.

WISSENSCHAFTLICHE ERKENNTNISSE

Prinzipiell – so das Ergebnis einer großen wissenschaftlichen Studie an der schottischen *University of Glasgow* – ist immer die Gesundheit von Enkelkindern mit betroffen, wenn und wann immer Großeltern sich um diese kümmern. In gutem oder in weniger gutem Sinne.

Diese wissenschaftliche Erkenntnis beruht auf einer großen wissenschaftlichen Analyse mit nicht weniger als 56 Studien in 18 Ländern. Unter besonderer Berücksichtigung nicht nur ungesunder Ernährung und mangelnder körperlicher Bewegung (als die beiden Haupt-Problembereiche unseres Lebens), sondern z.B. auch hinsichtlich Rauchen (primär wie sekundär).

Gerade weil die Großeltern ihren Enkelkindern gerne eine Pause von den vielfach strengen Regeln ihrer Eltern verschaffen, insbesondere hinsichtlich Ernährung und körperlicher Bewegung.

Ohne zu bedenken, dass dies mit zunehmendem Alter potentiell gravierende Gesundheitsprobleme – einschließlich Krebs – hervorrufen kann. Auch wenn dies auf den ersten Blick weit hergeholt scheint.

Dazu die Schlussfolgerung der namhaften britischen Krebsforschung *Cancer Research UK* hinsichtlich dieser großangelegten Analyse:

„Die Gesundheit der Kinder kann durch viele Faktoren beeinträchtigt werden, wobei diese Studie aus Glasgow die Wichtigkeit des familiären Gesamtbildes betont. Mit anderen Worten, wer bereits in jungen Jahren gesund lebt, wird dies in aller Regel auch im Alter tun".

SCHLUSSFOLGERUNG

Selbstverständlich sollen Großeltern ihre Enkelkinder lieben, ohne auf diese allerdings ihre eigenen unvorteilhaften Lebensgewohnheiten zu übertragen, wie z.B. ungesunde Ernährung, Mangel an körperlicher Bewegung oder Rauchen (weder primär noch sekundär). Was zu einem Teufelskreis der Generationen führen kann.

Dies als großelterliche Selbstverantwortung ist umso wichtiger, als die eigenen Eltern der Kinder oft nicht den Großeltern zu widersprechen wagen. Aus Sorge, die Großeltern könnten die Lust und Freude verlieren, sich um ihre Enkel zu kümmern.

41. MALANGA – KRAFT DER NATUR?

PROBLEMSTELLUNG

Wie schon zuvor erwähnt und auch aus anderen medizinwissenschaftlichen Publikationen zu erfahren, kann nur der Körper selbst Gesundheit wahren beziehungsweise herstellen.

Vorausgesetzt, er wird durch die entsprechenden Naturmittel unterstützt. Insbesondere *Heilkräuter*, welche es auf unserem Planeten unbegrenzt gibt.

Leider jedoch haben lt. einer großen Studie der internationalen medizinischen Fachzeitschrift *Drug and Therapeutics Bulletin* nur 3 % der Ärzte und Apotheker – nach wohlgemerkt deren eigener Einschätzung – ein ausreichendes Wissen darüber.

Deshalb auch haben die meisten Bürger kaum von dem Wurzelgemüse *Malanga* (botanischer Name: *Xantyosoma* sagittifolium) gehört. Obwohl dieses Heilkraut nach wissenschaftlicher Erkenntnis des *University of Florida Institute of Food and Agricultural Sciences* in Gainesville, US-Bundesstaat Florida, bereits seit Jahrtausenden unter den Namen *tannia, coco, yautia, sato-imo* – oder einfach '*Japanische Kartoffel'* – angebaut wurde.

Diese historische Entwicklung ist vergleichbar mit jener des medizinischen Heilkrautes *Kurkuma,* das bereits in der Bibel erwähnt wird, indem es die Heiligen 3 Könige als eines der 3 Geschenke Jesus zu dessen Geburt überbrachten. Ein Heilkraut, welches heute – 2000 Jahre danach – von der internationalen Medizinwissenschaft bestätigt wird.

MALANGA'S NÄHRWERT

Den in erster Linie als Nahrung genutzten hellfarbige Teil von Malanga nennt man *Tuber* mit dem Aussehen einer Kartoffel und mit ‚erdigem' Geschmack.

Allerdings ist dessen Nährwert sehr groß, indem dieser u.a.

- wichtige Mineralstoffe wie Magnesium, Kalium und Phosphor enthält sowie
- Proteine

und
- unlösliche Ballaststoffe

mit folgenden

WISSENSCHAFTLICH BESTÄTIGTEN GESUNDHEITSVORZÜGEN

So vermögen beispielsweise gemäß Forschung des *Institute of Food and Agricultural Sciences* der *University of Florida* in Gainesville, US-Bundesstaat Florida die unlöslichen Ballaststoffe von Malanga nicht nur das Risiko von

Verdauungsstörungen

zu reduzieren, sondern auch

Dickdarmkrebs

Ebenso kann dies

Cholesterin

(insbesondere die schlechte Form LDL) lindern lt. Forschungsergebnis der *University of Cantinas* in Cantinas, Brasilien.

Mit seinem Gehalt von 320 mg Kalium pro 1/3 Tasse gekochter Malanga vermag auch

Hoher Blutdruck

gesenkt werden, um so auch das Risiko von Herzversagen und Schlaganfall zu reduzieren. Auch von Arteriosklerose durch Entspannung der Blutgefäße, indem Blut effizienter durch den Körper gepumpt wird.

Beruhend auf Forschung u.a. der *Iowa State University* in Ames, US-Bundesstaat Iowa, sowie der *Chinese University of Medical Sciences* in Peking.

Nicht zu übersehender gesundheitliche Vorteil von Malanga's unlöslichen Ballaststoffen für

Gewichtskontrolle

Gemäß Forschung an der *University of Campinas* in Campinas, Brasilien.

SCHLUSSFOLGERUNG

Malanga ist gewissermaßen nur die Spitze des Eisbergs, was die unbegrenzte Vielfalt an Heilkräutern auf unserem Planeten betrifft. Deshalb – je mehr wir darüber wissen bzw. lernen, umso besser für unsere Gesundheit und Langlebigkeit.

Insbesondere, wenn dieses Wissen – wie in den meisten Fällen – durch angesehene internationale medizinische Universitäten und Forschungsanstalten wissenschaftlich bestätigt ist.

Deshalb – dies unser Rat an Sie – sollten Sie Ihren Arzt bei jeder Therapie nach der wissenschaftlichen Bestätigung mit exakten Referenzen fragen.

42. WIE BURNOUT ÜBERWINDEN?

PROBLEMSTELLUNG

Der sogenannte *Burnout* ist üblicherweise die Konsequenz eines *Un*gleichgewichts zwischen Arbeit und privatem Leben. Nicht nur quantitativ in Form eines zeitlichen Zeitkonflikts, sondern auch qualitativ in Bezug auf verschiedene Lebensinhalte. Führend in entsprechender Weise zu mentalen und körperlichen Erschöpfungszuständen.

NATÜRLICHE LÖSUNGEN – WISSENSCHAFTLICH BESTÄTIGT

Um diesem Teufelskreis zu entrinnen und eine Art Gleichgewicht aufzubauen, empfiehlt die wissenschaftliche Forschung u.a. der *University of Texas* in Austin, US-Bundesstaat Texas, sowie der britischen *University of Sussex* in Brighton folgende Schritte.

Ohne dabei Arbeits-Stress entstehen zu lassen oder das Familienleben bzw. soziale Kontakte zu trüben.

Selbst wenn es schwerfällt, sich in der Freizeit von der Arbeit abzukoppeln, ist es möglich, seine Denkweise entsprechend zu mobilisieren. Z.B. durch

Meditation

Eine andere – oder zusätzliche – Möglichkeit, die Arbeitswelt hinter sich zu lassen, kann auch

Kleiderwechsel

sein, d.h. die Arbeitsuniform gegen eine bequeme Privatkleidung zu tauschen. Indem vielfach verschiedene Kleidung eine unterschiedliche Identität signalisiert.

Insbesondere, wenn Sie zu jenen ‚modernen' Menschen gehören, welche mit allen Teilen ihres täglichen Lebens elektronisch verbunden sind –

Schalten Sie Ihr Smartphone ab

in Ihrer Freizeit, und aktivieren Sie es erst wieder am Arbeitsplatz. Um zu verhindern, dass Sie 24 Stunden lang an die Arbeit gekoppelt sind. Unter besonderer Berücksichtigung von E-Mails, Text Messages und Anrufen.

Hausarbeiten auslagern

Um zu verhindern, durch Hausarbeit überfordert zu werden, wenn man vom bezahlten Arbeitsplatz nach Hause kommt, anstatt sich davon zu erholen, sollte man zumindest einen Teil der Hausarbeit delegieren. Wodurch Zeit für jene sozialen und privaten Aktivitäten gewonnen wird, welche das mentale und körperliche Wohlbefinden stärken.

Ein Buch lesen?

Auch wenn es sehr (zu) einfach klingt. Aber gemäß Forschung an der britischen *University of Sussex* in Brighton betritt man gewissermaßen durch das Lesen eines Buches „ein verändertes Stadium des Bewusstseins".

Deshalb empfiehlt es sich, zur Vermeidung bzw. Überwindung eines *Burnout* – als Unausgewogenheit zwischen Arbeit und Privatleben – sowohl vor Beginn als auch nach getaner professioneller Arbeit ein Buch zu lesen.

Dadurch wird nicht nur Stress an sich verringert, sondern es hat auch einen positiven Effekt auf die Kreativität durch erhöhte mentale Flexibilität.

SCHLUSSFOLGERUNG

Haben wir nicht alle mal einen *Burnout* – aus welchem Grund auch immer? Glücklicherweise jedoch gibt es dafür jedoch natürliche Lösungen der Linderung ohne Medikamente, ohne deren Nebenwirkungen – und ohne Selbst-Sabotage. All das wissenschaftlich in diesem Kapitel bestätigt.

43. INTELLIGENTER DURCH RICHTIGE NAHRUNG?

PROBLEMSTELLUNG

Wir haben gelernt, dass sich unser Leben und unsere Gesundheit wesentlich auf 2 Pfeiler stützt: Körper und Seele.

Während jedes dieser beiden Pfeiler ein komplexes, nach bestem Wissen zu behandelndes Phänomen ist, übersehen wir oft jene Parameter, welche für unseren Verstand wichtig – und steuerbar - sind. Man nehme beispielsweise den Intelligenzquotient (IQ) als vermeintlich unveränderbaren genetischen Faktor.

NEUE WISSENSCHAFTLICHE ERKENNTNISSE

Wie die moderne Medizinwissenschaft an der *University of Illinois* in Urbana-Champaign, US-Bundesstaat Illinois, wissenschaftlich herausfand, ist unser Intelligenz-Quotient kein genetischer Faktor, sondern kann durch uns selbst manipuliert werden.

Dies als *einfach ungesättigte Fettsäuren* in unserem Blut bezeichnet, die wir mit Nahrungsmitteln einnehmen können wie z.B. Olivenöl, Rapsöl, Avocados, sowie verschiedene Nüsse und Samen, um damit unsere Intelligenz und Wahrnehmungsfähigkeit zu stärken.

Damit nicht genug, diese gesunden Fette verringern gleichzeitig das Risiko von Schlaganfall, indem sie gleichzeitig das ‚schlechte' LDL-Cholesterin reduzieren.

SCHLUSSFOLGERUNG

Hören wir dazu die abschließenden Worte des Studienleiters an der *University of Illinois* Dr. Aron K. Barbey:

„Diese Studie hat den Mechanismus gezeigt, wodurch die Nahrung unsere Intelligenz bestimmt und so als Motivation für neue Richtungen der Forschung bezüglich nahrungsbedingter Wahrnehmungsfähigkeit dient."

44. VETERANEN: PTBS NATÜRLICH BEKÄMPFEN?

PROBLEMSTELLUNG

Die Rolle der amerikanischen Armee ist weltweit aufopfernd und tapfer. Dabei verlieren nicht nur viele Soldaten/-innen ihr Leben, sondern kommen als Veteranen oft mit gesundheitlichen Problemen zurück nach Hause, ohne dort eine Lösung dafür zu finden. Insbesondere, was die sogenannte *Posttraumatische Belastungsstörung (PTBS)* betrifft. (Amerikanische Original-Terminologie: *Post-Traumatic Stress Disorder – PTSD.*)

Zwar gibt es einige konventionelle Behandlungsmethoden gegen PTBS/PTSD, die sich jedoch bisher alle als nicht hilfreich erwiesen haben.

In diesem Sinne sollten wir U.S. Marine-Oberst Dr. Richard Petri als Leiter der Abteilung für Physikalische Medizin und Integrative Gesundheitsdienste auf der Marinebasis in Fort Bliss, US-Bundesstaat Texas, hohen Respekt zollen.

Denn dort hat man verstanden, dass vermeintlich 'moderne' Medizin mit Unmengen an pharmazeutischen Präparaten und lebensgefährlichen Nebenwirkungen nicht jene Antwort sind, welche den Veteranen gegen PTBS/PTSD, chronische Schmerzen und andere im Dienst erlittene Gesundheitsprobleme hilft.

ALTERNATIVEN DER NATURMEDIZIN – WISSENSCHAFTLICH BESTÄTIGT

Glücklicherweise gibt es Alternativen der Medizin im Einklang mit der Natur – wissenschaftlich neuzeitlich bestätigt.

So sind beispielsweise die Arztbesuche am *Institute for Mind-Body Medicine at Massachusetts General Hospital* in Boston, US-Bundesstaat Massachusetts, bei den Patienten mit Leib-Seele-Problemen (wie sie bei Veteranen nicht unüblich sind) um nicht weniger als 40 % gesunken.

Dies zeigt, dass unser Körper ein systemisches Naturphänomen ist, in welchem Gesundheit durch Emotionen, Gedanken und Sozialkontakten beeinflusst wird.

Ein weitere Körper-Geist-Lehrplan in 7 Sitzungen wurde erfolgreich bereits Mitte 2013 in San Diego, US-Bundesstaat Kalifornien, mit 500 Marineangehörigen organisiert. Unter besonderer Berücksichtigung regulärer Meditation, gesundem Schlaf, Sozialkontakten und körperlichen Aktivitäten.

Dazu die Aussage eines Marinesoldaten, der – in Afghanistan schwer verletzt – an dieser Studie teilgenommen hatte:

"Nachdem ich auf Krücken ging und natürliche Beruhigungsmittel zu mir nahm, konnte ich die verschreibungspflichtigen Medikamente auf die Hälfte reduzieren."

Mit diesem neuen Verständnis darüber, worauf es bei der Gesundheit von Veteranen eigentlich ankommt, hat die U.S. Marine offiziell ihre neue Mission ausgegeben: ALTERNATIVMEDIZIN.

Während diese neue alternativmedizinische Mission in erster Linie den Veteranen und ihrer Gesundheit zugutekommt, so auch den militärischen Gesundheitskosten selbst, welche allein zwischen 2000 und 2012 um 130 % gestiegen waren.

Als

SCHLUSSFOLGERUNG

höre man

Marine-Oberst Dr. Richard Petri in Fort Bliss:

"Wenn wir nicht unsere Praktik ändern, werden die militärischen Gesundheitskosten das Militär selbst in den Ruin treiben."

Die gute Nachricht dazu ist, dass es hier medizinische Alternativen im Einklang mit der Natur gibt – wie wir in diesem Kapitel gelernt haben.

45. OOLONG TEE FÜR DIE GESUNDHEIT?

PROBLEMSTELLUNG

In unserer sogenannten ‚modernen' Zeit, in der wir vielfach versuchen, die Kraft der Natur synthetisch zu ersetzen, neigen wir zu übersehen, dass ein langes und gesundes Leben nur mit Hilfe der Natur erreichbar ist. Ein sprichwörtlicher Teufelskreis? Keineswegs – vielmehr ein ökologisch-biologischer Kreis.

Sprich: keine pharmazeutisch-synthetische Medizin hat je eine Krankheit geheilt, dies vermag nur das das Immunsystem und die Selbstheilungskraft des Körpers auf streng natürliche Weise. Unter der Voraussetzung, dass wir diesen mit den entsprechenden natürlichen Nährstoffen versorgen. Seit der Mensch vor Millionen von Jahren unsere Erde betrat.

Man nehme beispielsweise Tee, den der Mensch – außer Wasser – am meisten trinkt. Allein in China z.B. – einem Land mit mehr als 1 Milliarde Einwohnern – seit 4000 Jahren.

Dabei wird dieses Getränk in 4 Arten konsumiert: schwarz, weiß, grün – und als sogenannter *Oolong* Tee. Alle Formen abgeleitet von der Pflanzenspezies *Camellia sinensis*.

GESUNDHEITLICHE VORTEILE – WISSENSCHAFTLICH BESTÄTIGT

Auch wenn die *Oolong* Variante weniger populär ist – nur 2 % des weltweiten Teekonsums entfallen darauf – hat sie doch enorme gesundheitliche Vorteile.

Cholesterin

Dazu gehört beispielsweise das Management von LDL Cholesterin. Jener Form von Cholesterin, welche ein Risikofaktor für Herzversagen ist – und damit der Gesundheitsgefahr Nr. 1 in der industrialisierten Welt.

Dagegen hilft potentiell z.B. mindestens 1 Tasse Oolong Tee pro Tag auf unbestimmte Zeit.

So das Forschungsergebnis u.a. am *Shantou University Medical College* und dem Chaonan Minsheng Hospital, beide in China. Gleiches Ergebnis an den japanischen Universitäten von Tokio, Kyoto, Osaka, Kobe und Aichi, etc.

Ähnlich das Forschungsergebnis schließlich an der deutschen Universität von Bochum.

Krebs

Positiv auch die wissenschaftliche Erfahrung von Oolong Tee bei Krebs – Nr. 2 der chronischen Krankheiten in der industrialisierten Welt.

Genauer gesagt, täglich 1 Tasse Oolong Tee kann potentiell das Risiko von Kopf-, Hals- und Kehlkopf-Krebs um 4 % reduzieren. Gemäß Forschung u.a. an der *National Cheng Kung University of Taiwan* mit seinem *College of Medicine and University Hospital.*

Damit nicht genug, hilft Oolong Tee potentiell auch bei weiteren Zivilisationskrankheiten wie u.a.

- Diabetes
- Alzheimer's
- Knochenabbau
- Etc.

SCHLUSSFOLGERUNG

Wenn es darum geht, unsere Gesundheit zu unterstützen bzw. wiederzugewinnen, ist unser biologisches Immunsystem unverzichtbar. Vorausgesetzt, wir stärken es mit den entsprechenden Nährstoffen. Ja – wie z.B. Oolong Tee.

Und wo bekommt man den Tee mit diesem exotischen Namen? Abgesehen von verschiedenen bekannten Drogerieketten auch im Internet.

46. ZUVIEL WASSER UNGESUND?

PROBLEMSTELLUNG

Immer wieder hören wir, dass viele von uns nicht genug Wasser trinken, um damit alle Zellen und Organe unseres Körpers angemessen zu versorgen. Dies ist deshalb problematisch, weil eine Dehydrierung zu etlichen Gesundheitsproblemen führen kann. Nicht nur zu Darmträgheit und Verstopfung, sondern u.a. auch zu Muskelkrämpfen, Müdigkeit oder Schwindelanfällen.

Indem unsere natürlich-ökologische Existenz eine *Ausgeglichenheit* in unserer Ernährung und im Lebensstil generell erfordert, sollten wir uns nicht darüber wundern, dass ‚zu viel' nicht weniger problematisch ist als ‚zu wenig'. Dies gilt auch für Trinkwasser.

Daher kann umgekehrt ein zu hoher Trinkwasser-Konsum eine Intoxikation (‚Wasservergiftung') auslösen mit gravierenden Konsequenzen z.B. für unsere Denkfähigkeit – wie auch das Gegenteil (zu wenig Wasser).

Diese Form der Schwellung von Gehirnzellen (Ödem) kann nicht nur u.a. zu Kopfschmerzen sowie Übelkeit und Erbrechen führen. Sondern es kann – noch schlimmer – eine Funktionsstörung des zentralen Nervensystems verursachen mit u.a. folgenden möglichen Konsequenzen:

- Verwirrung
- Doppeltsehen (Diplopie)
- Hoher Blutdruck
- Benommenheit
- Muskelschwäche
- Atembeschwerden
- Etc.

Mehr noch: diese Form der Intoxikation kann auch zu Gehirnschäden, Anfällen, Koma – und sogar zum Tode – führen.

WISSENSCHAFTLICHE BESTÄTIGUNG

Dieser negative Effekt einer Wasser-Intoxikation für unsere Gesundheit bzw. Langlebigkeit wurde insbesondere bei folgenden 3 Bevölkerungsgruppen wissenschaftlich festgestellt:

- Armee-Personal
  (*Armed Forces Institute of Pathology* in Rockville, MD, et al.)
- Ausdauerathleten
  (*The National Hospital for Neurology and Neurosurgery* in London, UK, et al.)
- Schizophrene Patienten
  (*Royal College of Psychatrists*, ebenfalls in London, UK, et al.)

Dies führt uns zu der Frage: wie viel Wasser ist zu viel?

Grundsätzlich ist jede Menge zu viel, welche unsere Nieren nicht über das normale Wasserlassen entsorgen können. Als Faustregel gilt hier 1 Liter pro Stunde.

Beziehungsweise lautet der wissenschaftliche Richtwert der US-amerikanischen *National Academy of Medicine* in Washington, D.C. für einen Tageskonsum an Wasser geschlechtsspezifisch wie folgt:

- Männer 3,7 Liter
- Frauen 2,7 Liter

Je nach Körpergewicht, körperlicher Aktivität und Klima im betreffenden Lebensraum.

SCHLUSSFOLGERUNG

Einer der grundlegenden Nährstoffe für unser Leben ist Trinkwasser. Wie viel davon ist zu viel oder im Gegenteil nicht genug? In diesem Kapitel schafft die Natur Einblick.

47. RETTE DEIN HERZ MIT EISEN?

PROBLEMSTELLUNG

Wie bereits erwähnt, ist nicht nur unser Planet Erde ein strikt auf *Naturgesetzen* beruhendes Ökosystem, sondern dies gilt auch für unsere Existenz als Mensch.

Dies bedeutet, dass wir durchaus – gesund und energetisch - eine Lebenserwartung von mehr als 100 Jahren erreichen können.

Vorausgesetzt, wir versorgen unseren Körper mit jenen wesentlichen Nährstoffen (wie Vitaminen, Mineralstoffen, Enzymen, Proteinen, etc.) welche dieser dafür benötigt. Insbesondere in Form einer gesunden und ausgewogenen Ernährung.

WISSENSCHAFTLICHE BESTÄTIGUNG

Einer dieser wesentlichen Nährstoffe ist *Eisen,* den unser Körper als Voraussetzung u.a. für ein gut funktionierendes Herz-Kreislauf-System mit dem Herz als Mittelpunkt benötigt.

Dies wird u.a. durch Forschung an 2 in Großbritanniens Hauptstadt ansässigen medizinischen Hochschulen wissenschaftlich bestätigt: *Imperial College London* und das *University College London.*

Danach hängt die Entstehung einer Herz-Kreislauf-Erkrankung von Eisen im Blut ab, ein Mineralstoff, ohne dessen ausreichender Verfügbarkeit nicht nur Müdigkeit und Schwindelgefühl entstehen kann, sondern auch Blutarmut.

Hier stellt sich die Frage, wie viel Eisen konkret unser Körper benötigt. Lt. der staatlichen U.S.-amerikanischen *Zentren für Krankheitsbekämpfung und Prevention (Centers for Disease Control and Prevention CDC)* sollte zumindest der nicht schwangere und nicht stillende weibliche Bevölkerungssektor täglich nicht weniger als 18 mg Eisen pro Kopf und Tag zu sich nehmen und der männliche nicht weniger als 8 mg.

Diese Dosis kann auch erhöht werden bei...

- Alter über 65
- kürzlichem größerem Blutverlust
- Einnahme von blutverdünnenden Medikamenten

- Problematischer Menstruation
- Nierenerkrankung

EISEN-QUELLEN IN DER NATUR

Hier stellt sich die Frage nach den besten Quellen an Eisen in der Natur. Nach wissenschaftlicher Bestätigung u.a. der bekannten *Cleveland Clinic* in Cleveland, US-Bundesstaat Ohio, sind dies in erster Linie nicht nur *Muscheln* und *Austern* im Meer, sondern auch...

- *Weiße Bohnen*
  Obwohl Bohnen an sich Eisen enthalten, gilt dies insbesondere für weiße Bohnen mit 8 mg pro Tasse.
  Ähnlich
- *Sojabohnen*
  Mit mehr als 4 mg pro halber Tasse
- *Spinat*
  bietet 3 mg pro halber Tasse, ähnlich wie
- *Linsen*
  Ebenso können
- *Müslis*
  zum Frühstück 18 mg Eisen haben.
- *Innereien*
  wiederum wie beispielsweise Rinderleber enthalten üblicherweise etwa 5 mg Eisen pro 75 Gramm
  Nicht zu vergessen auf
- *Dunkle Schokolade*
  mit mindestens 45 % Kakao-Anteil bietet immerhin auch 7 mg Eisen pro 75-Gramm-Tafel

SCHLUSSFOLGERUNG

Allein in den USA sterben jährlich 600.000 Bürger an koronarer Herzkrankheit, welche die Blutzufuhr zum Herz behindert. In diesem Kapitel erfahren Sie, wie man dieses Schicksal vermeiden kann – mit Hilfe der Natur. Freilich, zu viel Eisen kann schädlich für das Herz sein. Wie bei jeder Anwendung natürlicher Heilmethoden ist auch hier die ganz persönliche Situation des einzelnen zu beachten.

48. SIE LIEBEN POMMES FRITES? IHR KÖRPER NICHT

PROBLEMSTELLUNG

Abgesehen davon, dass Kartoffel durchaus Teil einer gesunden Ernährung sein können, sind sie zumindest lt. des US-amerikanischen Landwirtschaftsministeriums ein Grundnahrungsmittel in den USA. Dabei entsprechen Kartoffelchips und Pommes Frites (in Amerika ‚French Fries' genannt) 2/3 des Kartoffelkonsums im Lande. Quantität bedeutet allerdings nicht automatisch Qualität, wenn es um unsere Gesundheit geht.

HISTORISCHER RÜCKBLICK

Obwohl sprachlich suggeriert, stammen die *Pommes Frites* jedoch keineswegs aus Frankreich.

Vielmehr soll nach historischer Darstellung Thomas Jefferson – 3. Präsident der USA und Verfasser der amerikanischen Unabhängigkeitserklärung – gehasst haben, bei einem Abendessen im Weißen Haus im Jahr 1802 (ohne historischer Vorläufer) ‚gebratene Kartoffel nach französischer Art' vorgesetzt bekommen zu haben. Wobei dieser Begriff angeblich überhaupt erst ein halbes Jahrhundert später in englischer Sprache in dem Kochbuch ‚Cookery for Maids of All Work' von E. Warren aufgetaucht sein soll.

Andere historische Quellen wiederum ordnen Pommes Frites Belgien zu – einem Land, in welchem zumindest die Hälfte der Bevölkerung Französisch spricht.

WIRKUNG AUF GESUNDHEIT & LANGLEBIGKEIT

Wo auch immer die Heimat der Fritten sein mag, entscheidend ist letztendlich ihre Wirkung auf unsere Gesundheit und Lebenserwartung.

Diese Wirkung ist zumindest lt. zweier italienischer Forschungsstätten - *Brescia University Medical School* und *CEINGE Biotecnologie Avanzate* – negativ mit einem doppelten Risiko eines vorzeitigen Todes verbunden. Unter Einbeziehung von 4.400 erwachsenen Probanden (Alter 45 – 79 Jahre) über 8 Jahre hinweg bei einem täglichen Konsum von 3 Portionen an Pommes Frites.

SCHLUSSFOLGERUNG

Kartoffel gehören gewiss zu den Hauptnahrungsmitteln in unserer industrialisierten Welt, wobei sich Pommes Frites besonderer Beliebtheit erfreuen. Ob dies allerdings im Interesse unserer Gesundheit und Lebenserwartung ist, sei dahingestellt – wie dieses wissenschaftlich validiertes Kapitel zeigt.

49. IHR HAUSTIER – IHR DOKTOR?

PROBLEMSTELLUNG

Rd. 2/3 der amerikanischen Haushalte haben ein Haustier (vor allem einen Hund oder eine Katze) gewissermaßen als Freunde und Zeitgenossen, die immer ‚'happy' und vor allem auch unkritisch sind.

Nicht nur das. Wie wir aus medizinwissenschaftlicher Forschung erfahren, unterstützen uns diese Gefährten selbst darin, gesund zu bleiben bzw. zu werden. Und dies gerade auch bei besonders problematischen Krankheiten unserer Industriegesellschaft.

WISSENSCHAFTLICHE BESTÄTIGUNGEN

Gesundheit des Herzens

Nehmen wir als Beispiel Gesundheit des Herzens – allein in den USA mit jährlich 600.000 vorzeitigen und vermeidbaren Todesfällen.

Gemäß Forschung am *Baylor College of Medicine* in Houston, US-Bundesstaat Texas, ist hier allerdings ein positiver Effekt dadurch gegeben, dass die menschlichen ‚Zieheltern' von Hunden in der Regel körperlich um 50 % aktiver sind als Menschen ohne eines solchen Begleittiers.

Mit einer positiven Auswirkung u.a. auf den Blutdruck, Cholesterin – und Körpergewicht.

Angst & Stress

Ähnlich die Situation bei Angst und Stress. Nach wissenschaftlicher Erkenntnis der staatlichen U.S.-amerikanischen *Zentren für Krankheitsbekämpfung und Prävention (Centers for Disease Control and Prevention CDC)* sind Kinder mit einem lieben Haustier wie Hund oder Katze viel weniger von Angst oder Stress betroffen.

Dies wurde nicht zuletzt auch wissenschaftlich von der *University of Florida* in Gainesville, Florida, bestätigt.

Schlafqualität

Auch die Schlafqualität ist in der Wohngemeinschaft mit Haustieren besser – wie die berühmte amerikanische *Mayo Clinic* bestätigt.

Insbesondere, wenn die Haustiere im gleichen Raum wie die ‚Zieheltern'
schlafen und diesen das Gefühl von mehr ‚Sicherheit' geben.

Allergien

Auf den ersten Blick ein Widerspruch – aber dennoch:

- Einerseits sind gerade Haustiere vielfach für Allergieerkrankungen
  verantwortlich.
- Andererseits jedoch können nach wissenschaftlicher Erkenntnis
  der *University of Alberta* in Edmonton, Canada, gerade Kinder vor
  oder kurz nach der Geburt durch Haustiere in ihrer Umgebung
  gegen Allergien geschützt sein.

Autismus

Schließlich – so die wissenschaftliche Erkenntnis an der *University of
Missouri* in Columbia, US-Bundesstaat Missouri – können selbst
autistische Kinder eine Erleichterung empfinden, wenn sich ein Hund in
der Familie befindet.

SCHLUSSFOLGERUNG

Wohl die meisten von uns mögen Haustiere (insbesondere Hunde und
Katzen) als Weggefährten.

Auch wenn die meisten sich nicht darüber bewusst sind, welche auch
gesundheitlichen Vorteile diese unsere Begleiter bieten. Diese ‚Lücke'
versucht zumindest ansatzweise dieses Kapitel zu schließen.

50. LANGES LEBEN IM MEDITERRANEN STIL?

PROBLEMSTELLUNG

Der Schöpfung unserer Erde entsprechend kann der Mensch prinzipiell eine Lebensdauer von 120 Jahren erreichen. Allerdings ist die durchschnittliche Lebenserwartung des Amerikaners mit 80 Jahren um ein Drittel kürzer – 80 Jahre.

Daher auch sind die USA in der Statistik der Weltgesundheitsorganisation hinsichtlich Lebenserwartung trotz ihres vermeintlich modernsten medizinischen Systems mit den höchsten medizinischen Ausgaben pro Kopf der Industriestaaten nur an Position 31 gereiht. Weit hinter den Ländern der mediterranen Welt.

Ein sprichwörtlicher *Teufelskreis?* Keineswegs.

LEBENSVERLÄNGERUNG DER SENIOREN – WISSENSCHAFTLICH BESTÄTIGT

Immer öfter bestätigt die Medizinwissenschaft international, dass wir diesen vermeintlichen Teufelskreis durchbrechen können – und zwar mit mediterraner Ernährung.

So z.B. die Forschung am *I.R.C.C.S. Neuromed Mediterranean Neurological Institute* in Pozzilli, Italien, u.a. wissenschaftlich bestätigt an der *University of South Australia* in Adelaide, Australien.

Wobei Senioren, die sich mediterran ernähren, am längsten leben - egal wo sie wohnen

Hier stellt sich natürlich die Frage, was konkret die mediterrane Ernährung gewissermaßen zur ‚Wunderdroge' der Langlebigkeit macht.

Tatsächlich besteht der Wert der mediterranen Ernährung für unsere Gesundheit und Langlebigkeit u.a. an ihrem hohen Gehalt an

- Gemüse
- Früchten
- Hülsenfrüchten
- Nüssen

- Müslis
- Fisch
- Milchprodukten
- Weißem Fleisch
- Rotwein *(Vorsicht bei Alkoholsucht)*
  Und nicht zu vergessen auf
- extra natives Olivenöl

Umgekehrt, weniger

- Eier
  und
- Süßigkeiten

SCHLUSSFOLGERUNG

Die USA sind in der Statistik der Weltgesundheitsorganisation hinsichtlich Lebenserwartung trotz ihres vermeintlich modernsten medizinischen Systems mit den höchsten medizinischen Ausgaben pro Kopf der Industriestaaten nur an Position 31 gereiht. Weit hinter den Ländern der mediterranen Welt.

In diesem Kapitel wird der Weg aus dem vermeintlichen Rückstand mit Hilfe mediterraner Ernährung aufgezeigt.

INDEX: GESUNDHEITSPROBLEME & NATURHEILMITTEL

ZITIERTE U.S. & INTERNATIONALE MEDIZINISCHE UNIVERSITÄTEN UND INSTITUTE

(Alphabetische Reihung / Kapitel Nummern)

<u>U.S.A.</u>

American College of Rheumatology, Atlanta, Georgia 14
Arizona State University, Mesa, Arizona 27
Armed Forces Institute of Pathology, Rockville, Maryland 46
Augusta University, Augusta, Georgia 15
Baylor College of Medicine, Houston, Texas 49
Benson-Henry Institute for Mind-Body Medicine at Massachusetts 44
Brigham & Women's Hospital, Boston, Massachusetts 3,16, 39
Brigham Young University, Provo, Utah 9
Brown University School of Public Health, Providence, Rhode Island   14
Buck Institute for Aging Research, Novato, California   36
Cleveland Clinic, Cleveland, Ohio   47
Creighton University, Omaha, Nebraska   6
Columbia University, New York, 32
Dartmouth Medical School, Lebanon, New Hampshire 46
Denver Health Medical Center, Denver, CO 32
Emory Rollins School of Public Health, Atlanta, Georgia 34
Florida State University, Tallahassee, Florida   3
Geisel School of Medicine, Dartmouth, NH 31
General Hospital, Boston, Massachusetts 2
Georgetown University Medical Center, Washington, D.C. 28
Harvard Medical School, Boston, Massachusetts 2, 3, 10, 21
Harvard Medical School, Cambridge, Massachusetts 2
Harvard School of Public Health, Boston, Massachusetts 3, 31
Harvard T.H. Chan School of Public Health, Boston, Massachusetts   6, 39
Harvard University, Boston, Massachusetts 5, 39
Iowa State University, Ames, Iowa   5, 41
Johns Hopkins University, Baltimore, MD 37
Linus Pauling Institute, Corvallis, OR 5
Loma Linda University, Loma Linda, California   5, 32
Louisiana State University, Baton Rouge, Louisiana   4, 20
Louisville School of Medicine, Louisville, Kentucky   14
Massachusetts General Hospital, Boston, Massachusetts   2, 44
Mayo Clinic, Rochester, Minnesota 32, 49
Medical University of South Carolina, Columbia, South Carolina 6

INTERNATIONAL

Loughborough University, London, United Kingdom 37
Malmoe University Hospital, Malmoe, Sweden 27
Mansoura University, Mansoura, Egypt 13
Mashad University, Mashhad, India 13
Mazandaran University of Medical Science, Sari, Iran 27
McGill University, Montreal, Canada 15
McMaster University, Hamilton, Canada 16, 20, 31
Medical University of Lodz, Lodz, Poland 31
Milan State University, Milan, Italy 8
Monarch University, Melbourne, Australia 15
Monash University, Monash, Malaysia 13
Morgagni-Pierantoni Hospital, Forli, Italy 32
National Cheng Kung University, Tainan, Taiwan 45
National Hospital for Neurology and Neurosurgery, London, United Kingdom 46
National Taiwan Normal University, Taipei, Taiwan 7
National University of Distance Education, Madrid, Spain 14
National University Health System, Singapore 27
Nestle Water Institute, Vittel, France 20
Newcastle University, Newcastle upon Tyne, United Kingdom 21
Norwegian Institute of Public Health, Nydalen, Norway 14
Oslo University Hospital, Oslo, Norway 3
Punjabi University, Patiala, India 7
Queen Mary University, London, United Kingdom 3, 20, 31
Red Cross Hospital, Athens, Greece 10
Research Institute of Child Nutrition, Dortmund, Germany 20
RMIT University, Bundoora, Australia 14
Royal College of Psychiatrists, London, United Kingdom 46
Shantou University Medical College, Shantou, China 45
Sheffield Hallam University, Sheffield, United Kingdom 3
Shiga University of Medical Science, Tokyo, Japan 6
Sinai General Hospital, Tehran, Iran 4
Society for Endocrinology, United Kingdom 6
St. Michael's Hospital, Toronto, Canada 5
St. Petersburg National Research University, St. Petersburg, Russia 31
Sun Yat-sen University, Guangzhou, China 11
Swinburne University of Technology, Melbourne, Australia 28
Taiwan Medical University, Taipei, Taiwan 7
Tehran University of Medical Sciences, Tehran, Iran 11
Tianjin Medical University, Tianjin, China 36
Ufuk University, Ankara, Turkey 14
Universidad Autonoma de Barcelona, Barcelona, Spain 16
Universidade Estadual de Maringa, Parana, Brazil 10
Universita degli Studi die Milano, Milano, Italy 31

University of South Australia, Adelaide, Australia 5, 50
University of Southern Denmark, Odense, Denmark 21
University of Southern Queensland, Toowoomba, Australia 32
University of Surrey, Guildford, United Kingdom 10
University of Sussex, Brighton, United Kingdom 42
University of Sydney, Queensland, Australia 32
University of Tampere, Tampere. Finland 31
University of Tasmania, Hobart, Australia 31
University of Tokyo, Tokyo, Japan 45
University of Toronto, Toronto, Canada 3, 15, 20
University of Uyo, Nigeria 7
University of Warwick and Coventry, United Kingdom 6
University of Western Ontario, London, Ontario, Canada 14
U.N. Mehta Institute of Cardiology and Research Centre, Ahmedabad, India 38
Westfälische Wilhelms University, Münster, Germany 11
Yanpei University, Hsinchu, Taiwan 7

DER AUTOR

Dr. Mark Fritz, NMD, PhD ... ist als Medizinischer Sachverständiger (Fachbereich Naturmedizin) Mitglied des Bundesverbandes Freier Sachverständiger (BVFS) und von der European Economic Chamber of Trade, Commerce and Industry (EEIG) EU-weit im Fachbereich Naturmedizin anerkannt

Seine internationale Tätigkeit erstreckt sich u.a. als Wissenschaftler bei den Vereinten Nationen (UNESCO in Paris) sowie auf die USA, wo er nicht nur im Bundesstaat North Carolina als Naturmediziner lizensiert ist, sondern wo er auch an der Oklahoma State University sowie an der University of Georgia lehrte.

Des Weiteren ist Dr. Fritz Präsident von *New Medical Frontiers, Inc.,* ein global führendes medizinisches Dokumentations- und Informationszentrum mit Sitz ebenfalls in den USA, wo es 1999 gegründet wurde. Die Aufgabe von *New Medical Frontiers, Inc.* besteht darin, die neuesten wissenschaftlichen Erkenntnisse der bekanntesten medizinischen Universitäten und Forschungszentren der USA und weltweit zu erfassen.

In diesem Zusammenhang ist auch die ergänzende Klinik-Weiterbildung von Dr. Fritz im Amazonas-Regenwald – der bekanntlich ‚größten naturmedizinischen Apotheke der Welt' - zu sehen, wo die meisten und effizientesten Heilkräuter der Welt wachsen.

Berufliche Zertifizierungen:
- Bundesverband Freier Sachverständiger mit Anerkennung von Brüssel für den gesamten EU-Raum
- American Alternative Medical Association
- American Association of Drugless Practitioners
- American College of Wellness

...im Übrigen ist Dr. Mark Fritz *Rotarier.*

Für ergänzende Fragen können Sie Dr. Fritz direkt kontaktieren:

Dr.Mark.Fritz@newmedicalfrontiers.com
>>><<<

Dr. Mark Fritz, NMD, PhD ist auch der Autor des Buches
KREBSTHERAPIE & NATURMEDIZIN